谈骨论筋 远离伤痛

关节健康篇

赵勇 ◎ 著

中国健康传媒集团

中国医药科技出版社

内 容 提 要

　　本书是关于关节健康方面的科普读物。全书用通俗易懂的语言，配以简单的动作图示，讲述了各种关节疾病的诱因、诊断方法、治疗和预防措施等方面的知识，为广大读者提出了科学有效的医学常识及骨骼养护方法。

　　本书内容科学实用，语言轻松幽默，是各类关节疾病患者的常备参考书，更是中老年人、办公室职员、司机等关节疾病高危人士的贴心指南，可供社会各界人士阅读、使用。

图书在版编目（CIP）数据

谈骨论筋　远离伤痛 . 关节健康篇 / 赵勇著 . — 北京：中国医药科技出版社，2023.4

　　ISBN 978-7-5214-3689-1

　　Ⅰ . ①谈…　Ⅱ . ①赵…　Ⅲ . ①关节疾病—防治　Ⅳ . ① R68

中国版本图书馆 CIP 数据核字（2022）第 221200 号

美术编辑　陈君杞
版式设计　也　在

出版　**中国健康传媒集团** ┃ **中国医药科技出版社**
地址　北京市海淀区文慧园北路甲 22 号
邮编　100082
电话　发行：010-62227427　邮购：010-62236938
网址　www.cmstp.com
规格　710×1000mm $^1/_{16}$
印张　9
字数　140 千字
版次　2023 年 4 月第 1 版
印次　2023 年 4 月第 1 次印刷
印刷　北京盛通印刷股份有限公司
经销　全国各地新华书店
书号　ISBN 978-7-5214-3689-1
定价　**48.00 元**

获取新书信息、投稿、为图书纠错，请扫码联系我们。

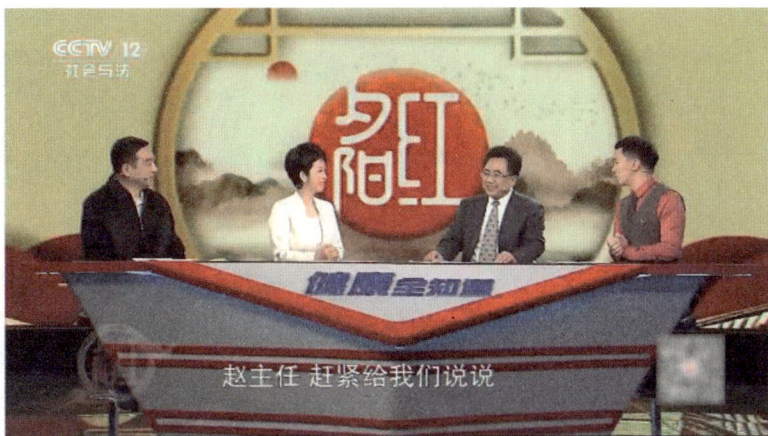

图 1　赵勇教授正在中央电视台社会与法频道（CCTV-12）《夕阳红》节目现场

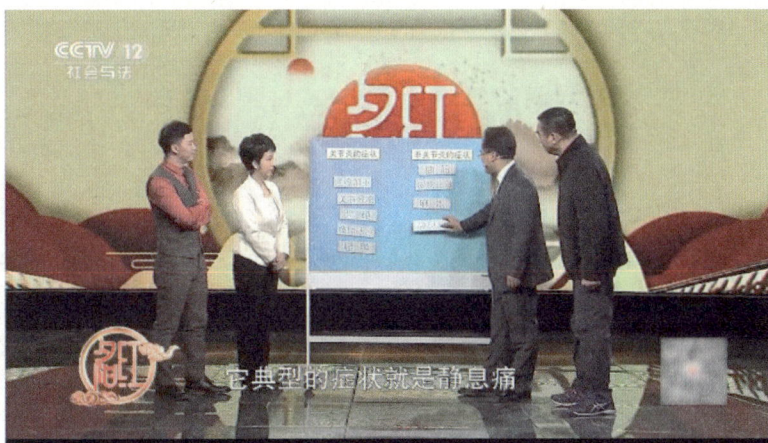

图 2　赵勇教授正在中央电视台社会与法频道（CCTV-12）《夕阳红》
　　　节目中讲解"'老寒腿'到底是啥病？"主题相关内容

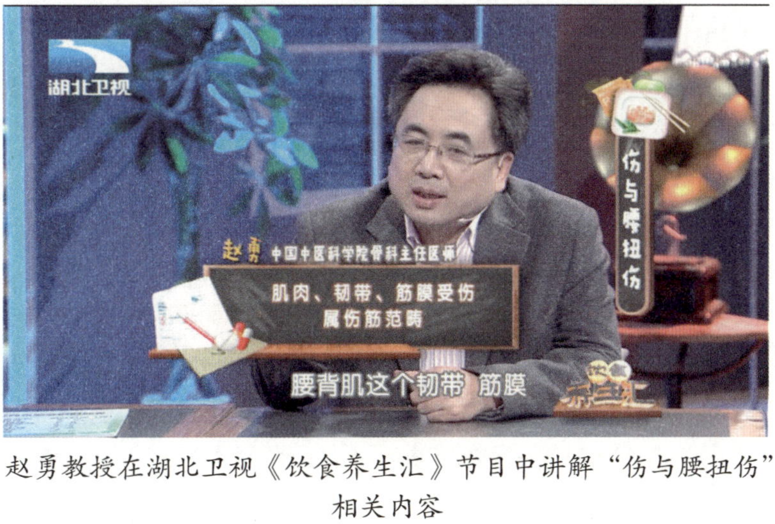

图 3　赵勇教授在湖北卫视《饮食养生汇》节目中讲解"伤与腰扭伤"主题
　　　相关内容

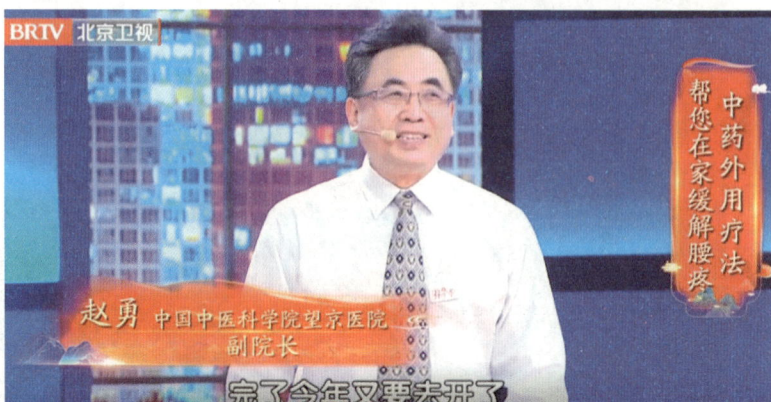

图 4　赵勇教授正在北京卫视《养生堂》节目现场

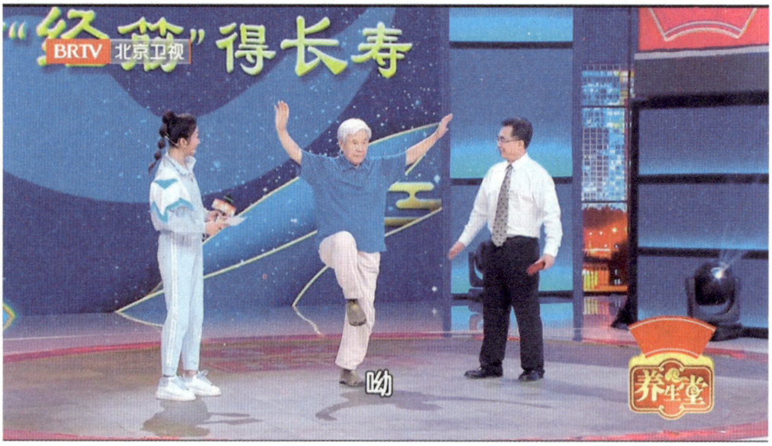

图 5　赵勇教授在北京卫视《养生堂》节目现场传授绝活帮助 85 岁老人
告别膝盖疼

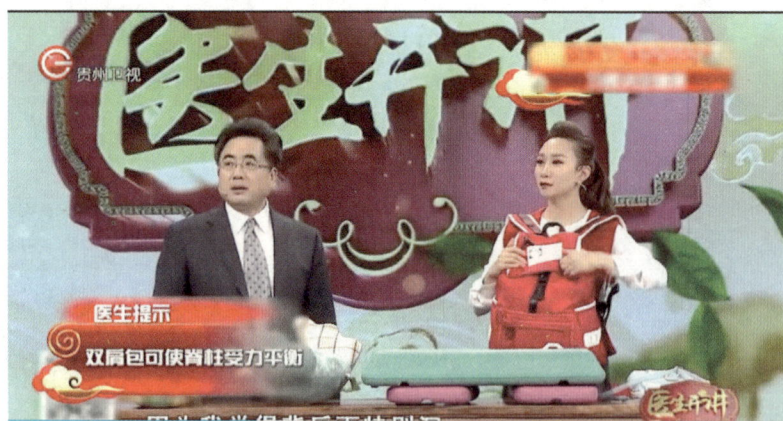

图 6　赵勇教授在贵州卫视《医生开讲》节目中讲解"你的脊椎健康吗?
习惯如何影响脊椎"主题相关内容

今天的世界面临着前所未有的快速变化，同时人们又面临前所未有的身心压力。

健康越来越重要，成为人生一件大事。

健康是 1，其余是后面的零。

爱妻爱子爱家庭，不爱健康等于零。有房有车有成功，没有健康一场空。

每个人都是自己健康的第一责任人。

那么，怎样才能获得健康呢？

早在 1992 年，世界卫生组织总干事中岛宏博士就指出，当前全世界每年有 1200 万人死于冠心病。而如果采用健康生活方式，则每年可以减少 600 万人的死亡。这是因为许多人不是病于疾病，而是病于无知；不是死于疾病，而是死于愚昧。

他提出了健康的四大基石，加上建设三座桥梁，即科学结论和政府决策之间，医务人员和民众之间，健康知识和行为改变之间。如果真正做好了四大基石和三座桥梁，那么每年可以减少 50% 的冠心病患病率和 40% 的癌症死亡率。

这是一笔怎么样的数字账呢？

2000 年，我国医疗卫生总费用为 6140 亿元，2021 年约为 75000 亿元，其增加幅度相当巨大。而如果我们能大力宣传提倡健康生活、大力开展教育活动，使广大公众知晓、热爱并实践健康生活方式，那么至少可以节省 1 万亿~2 万亿元的医疗支出。

健康科普宣传

一个好的健康科普宣传要能使用百姓语言，贴近百姓生活，深入浅出，趣味盎然。使人们入耳，入脑，入心。一听就懂，一懂就用，一用就灵。

我国已全面进入中国特色社会主义新时代，人民的健康也应进入崭新的美好新时代。

这就是"二十养成好习惯，四十指标都正常。六十以前没有病，八十以前不衰老"。轻轻松松 100 岁，快快乐乐一辈子。自己少受罪，儿女少受累。节省医药费，造福全社会。何乐而不为？

健康既需要有足够的自觉意识以养成良好的行为习惯，也需要相应的健康知识来指导正确的生活方式。

社会的发展、科技的昌明，改变了延续千百年的生产生活方式，同时也极大地影响到人们的筋骨健康和身心健康。影响最大的当属电脑和智能手机。电脑的应用、机械化生产、静坐为主的学习和工作方式已经推广到社会大部分领域，如果不能保持正确的姿势学习、工作，长此以往致使以颈、肩、腰、膝为代表的慢性疾病高发。特别是智能手机的应用，在方便人们学习、工作、生活的同时更加重了这一趋势，导致患此类疾病的人越来越多。原来认为随着年龄的增长而自然发生退变性疾病，现在年轻化、低龄化趋势明显，小学生已有诊断颈椎病的案例。除去很少一部分是疾病以外，大部分其实是一种慢性的养成性代偿性疾病。要防治类似的疾病，我们就需要养成防止这类疾病发生和发展的正确的生活行为习惯。

从国家层面看、从民生角度讲，没有健康，就没有小康，社会和谐的发展就会受到影响。

从个体来讲，健康不是一切，但没有了健康一切都会打折扣——生活质量、生命质量皆是如此。

帮助公众掌握颈、肩、腰、膝为枢纽的慢性疼痛性相关知识和防治技能，减轻和克服相关症状，成为有责任心的业界同道的共同选择。

先贤谓上医治未病

赵勇博士师从于中西医结合骨折疗法创始人尚天裕教授，在繁忙的临床工作之余，致力于传播筋骨病症相关知识、方法，"授之以渔"，从事和推动健康科普事业。

《谈骨论筋　远离伤痛》是一部关于骨骼健康的科普丛书，包括关节健康篇和脊柱健康篇。作者通过常见的案例和故事，用流畅的语言介绍科学、简便、实用的方法，使医学知识如"旧时王谢堂前燕，飞入寻常百姓家"。我初读之后，便爱不释手，心中有一种"接天莲叶无穷碧，映日荷花别样红"的如见知己的愉悦感觉。相信广大读者一定能从本丛书的阅读中收获许多科学知识和健康营养。

赵博士临床水平高超，广受患者赞誉，在科普方面也多次获得殊荣，是上医理念的践行者，现适值其著作《谈骨论筋　远离伤痛》出版之际，乐为之序。希望更多的读者从书中的知识、方法受益，也希望更多的同仁加入到健康科普的事业中来，共同参与提升公众健康素养、服务健康中国这一伟大战略。

国家卫生健康委员会首席健康教育专家

洪昭光

2023 年 2 月

身心修行，从骨开始

作为骨科医生，在为患者解忧之余，我最想做的是尽可能多地给大家普及关于骨骼与健康的知识。于是，我一直在用简单的语言、普通的人物、常见的故事，记录这些年的行医经历，《谈骨论筋　远离伤痛》这一系列的《脊柱健康篇》《关节健康篇》这两本书即是我多年积累的结果。

我相信，如果多一些与医生的交流和对话，或者多读一些这方面的书籍，每个人都可以成为自己的骨科医生。但是很多患者却往往反其道而行，宁愿先将自己的身体折腾到"千疮百孔"，再去想办法找医生补救。其实，健康与疾病之间仅一步之遥，而这一步就掌控在我们自己手里。

通过这两本书的内容你可以了解自身的骨骼，保持健康。我在和大家聊养生的时候，一直强调一点：养生先养骨。唯有骨骼强健，我们才能自由自在地生活在这个世界上。

每次我在做讲座或者参加养生节目时，都会给大家出一道小测验——列举"身体健康的十大法则"，让大家从中选出5项自己认可的法则。

1. 杜绝不良生活习惯。

2. 定期体检。

3. 保持心脑血管健康。

4. 保持骨骼强健，远离脊椎疾病。

5. 常吃各种保健食品。

6. 常关注健康保健类信息。

7. 勤动脑。

8. 爱生活。

9. 勤锻炼。

10. 有强烈的健康意识。

多数人会选择杜绝不良生活习惯、定期体检、勤动脑、爱生活、勤锻炼和有强烈的健康意识这几项。因为大家都知道，要想成为一个健康的人，首先要有强烈的健康意识、良好的生活习惯、积极的心态以及灵活的大脑，勤锻炼，很少有人会在第一时间将自己的骨骼与生命扯上关系。

事实上，骨骼是身体之本。中医"骨肉相连，筋能束骨""骨为干、肉为墙、筋为刚、皮为坚"的理论，正说明在人体这一庞大机器中，各个精密零件之间的相互联系。骨骼以关节为枢纽，以肌肉为动力，以神经为统帅，按照人的意志去进行各种活动。一旦我们赖以活动的骨骼出现问题，生活的质量便会急剧下降，饮食起居各个方面都会受到影响。

如今，很多人年纪轻轻骨骼的健康已经出现问题，严重影响生活。可以说，我们正在进入已病泛滥的时代，我们的骨骼正在进入已病的时代。

我希望这两本书能让大家认识到养骨的重要性，对骨科疾病的防与治有所了解，最好能防患于未然，养成良好的生活习惯，远离骨科疾病。

养骨以养生，养骨以养心，养骨以正气，身体素质和意志心灵是不可分割的整体。那么，身心修行，请从养骨开始吧！

赵勇

2023 年 2 月

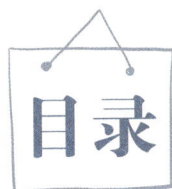

目录

第一章　强健骨骼，留住时光

第二章　关节炎，让人苦不堪言

第三章 肩周炎，五十方知双肩重

第四章　关注手肘关节，恢复一双灵巧的手

第六章　科学养生，从骨开始

第一章
强健骨骼，留住时光

人类的骨骼代谢开始于幼儿骨储备期，一直影响到青年时期骨骼生长的顶峰期。

骨质疏松的高发人群不仅仅是老年人、孕妇，很多生活习惯不好的年轻人也是易患人群。

骨质疏松——骨质不能承受之轻。它犹如时光杀手，严重威胁着人类的生命，越来越多的人承受着其中的无奈与痛苦。

谈骨论筋，了解我们的骨骼

人体最坚硬的部位是牙齿，其次当为骨骼。如同每颗牙齿质本洁白一样，每一块骨骼都有同样的特性——管状、坚固和灵巧，这也是骨骼结构巧妙之所在。

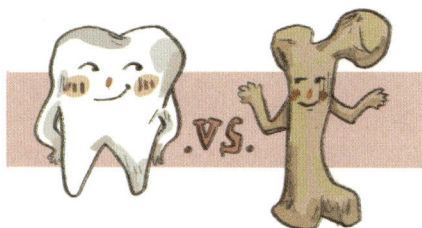

人的骨头甚至比石头还要坚硬，每平方厘米的骨头能承受 2100 千克的压力，而硬实的花岗石也只能承受 1350 千克。

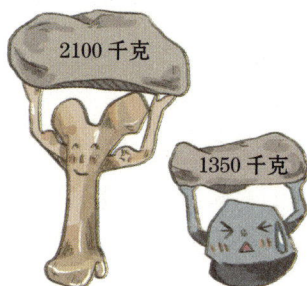

人的骨骼中，一半是水，一半是矿物质和有机物。

成年人尤其是老年人骨头中矿物质的比例比较大，因而骨头硬而脆，容易骨折。少年儿童恰好相反，有机物的比例较大，所以他们的骨头韧而嫩，容易变形。男子的骨头重而粗，女子的骨头轻而细。

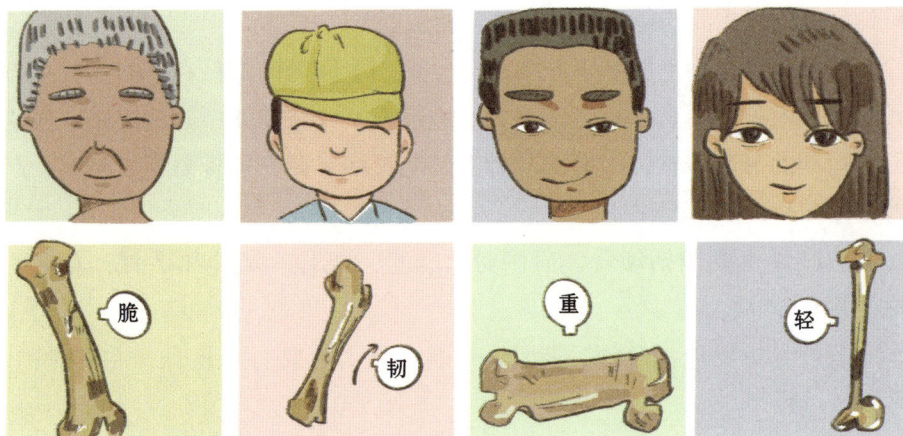

骨膜是骨骼构造的重要部分之一。

骨骼和牙齿的构造十分类似。牙齿的表面包裹着一层类似陶瓷的牙釉质，只在根部才有血管进出。骨骼的表面包了一层骨膜，上面有血管、神经和淋巴管，它们具有感应能力，同时可以给骨头提供营养。内层骨膜有成骨细胞和破骨细胞，这些细胞可以帮助骨骼完成生长和修复。

骨骼内部还有一种十分重要的成分叫骨髓。

骨髓存在于骨髓腔及骨松质的腔隙中，是人体的造血组织，分为红骨髓和黄骨髓两类。红骨髓用于造血，黄骨髓没有直接的造血功能，主要为脂肪组织。婴幼儿的骨髓都是红骨髓，5岁后，长骨骨髓腔内的红骨髓逐渐转化为黄骨髓而失去造血功能。当人体严重失血或患某种贫血症时，黄骨髓可重新转化为具有造血功能的红骨髓。

人体——庞大的骨骼家族

骨骼家族成员十分庞大，大小各异，形状不同，可分为长骨、短骨、扁骨和不规则骨四种类型。其中，长骨像棍棒，短骨近似立方体，扁骨犹如扁平的板条。

人体中最长的骨头是股骨，一般占人体身高的27%。德国有个叫康斯坦丁的人股骨长75.9厘米，堪称世界上最长的股骨。

人体最小的骨头在耳朵里，其中最小的镫骨只有0.25~0.43厘米长。

人体的骨骼按所处部位可分为颅骨、躯干骨和四肢骨三类。医学上骨科诊疗的疾病主要与躯干骨和四肢骨相关联。

四肢骨可分为上肢和下肢两部分，上、下肢骨的数目和基本的排列方式相同。人类开始直立行走以来，上肢逐渐从支持功能中解放出来，成为灵活运动的劳动器官，因而上肢骨骼轻巧灵活；而下肢骨骼粗大结实，起着支撑和移动身体的作用。

上肢骨主要包括锁骨、肩胛骨、肱骨、桡骨、尺骨和手骨，左右对称，共有 64 块。

下肢骨主要包括髋骨、股骨、髌骨、胫骨、腓骨和足骨，左右对称，共有 60 块。

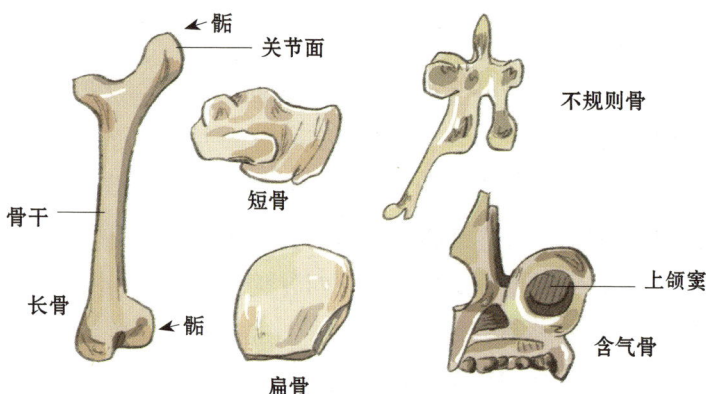

关节——游荡于灵活与稳定之间

人体的 206 块骨头好像一个个精美的零件，各有各的作用，但各零件无法单独实现其价值。只有把它们连接起来，使之各守其位，各负其责，人体这部大机器才能"正常运转"。

骨与骨的连接部位称为关节。关节是人体骨骼的重要连接结构，它的周围是韧带。韧带就是平常所说的"筋"，在这里起着"穿针引线"的作用，把形态各异的骨连接成完整的骨骼系统。同时，韧带还具有保持关节稳定性和防止关节过度活动的作用。

关节的主要结构包括关节面、关节囊和关节腔三部分，这种精密的结构使它成为骨骼运动的轴承。通过关节，骨可以灵活运动、收放自如。

关节三要素

关节面一般是一凹一凸，表面比较光滑，并由关节软骨覆盖，以增强光滑度，减少摩擦。两软骨面之间的摩擦系数低于 0.002，比两个冰面之间的摩擦系数还小得多，这样有利于活动。

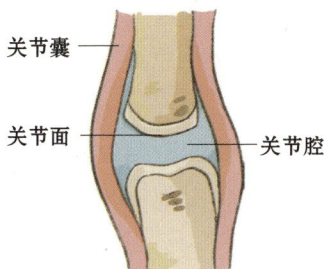

关节囊有内外两层，外层坚韧，起加固关节和限制关节过度活动的作用；内层可以分泌少量滑液，以减少关节运动时产生的摩擦。

关节腔是指由关节软骨与关节囊滑膜层所围成的密闭、潜在腔隙。由于囊的封闭紧密，腔中有一定的负压，在大气的压力下可保持关节的紧密接触。这就好像是真空包装的食品，由于袋内是负压，袋子的两面会紧贴在一起。

肌肉——人体动力之源

跑跳行走，穿针引线，弹琴书画……每一个动作都离不开肌肉这一动力组织。

支持人体运动的肌肉一般附着在骨头上，可以随着人的意志而收缩，因此被称为骨骼肌或随意肌。

骨骼肌在人体内分布广泛，人的全身有600 多块，约占体重的 40%。每一块肌肉，不论大小，都具有一定的形态、结构和位置，并有丰富的血管、淋巴管分布，直接受

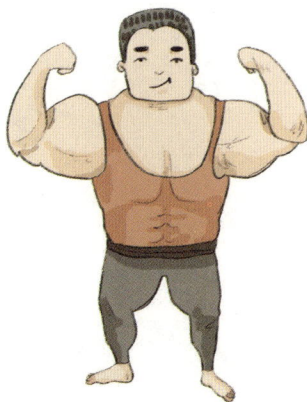

相关神经的支配。

　　肌肉由两部分组成，一部分是肌纤维，也叫肌腹，是肌肉的主要部分；另一部分是纤维结缔组织，称为肌腱。肌腱的体积较小，但很坚韧，由于其抗拉力强，并且不易变形，所以肌肉在经过关节处，或易受摩擦处和许多起止点部分都被肌腱替代。

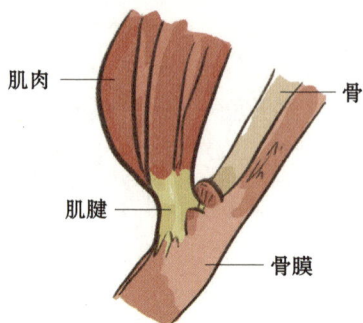

　　肌肉周围还有一些比较重要的附属结构，如筋膜、滑液囊等。它们能分隔肌肉，保证每块或每群肌肉都能进行单独运动，并减少肌肉间的摩擦。

　　阿基米德说："给我一个支点和一根足够长的棍，我就能搬动地球。"这虽然是个假设，但说明了利用杠杆原理能用较小的力产生巨大的力。

　　人体的运动正是巧妙地利用了阿基米德的这一原理。在人体中，关节是支点，骨相当于杠杆，而动力则来自肌肉。例如，屈曲肘关节，肘关节作为支点，力点位于肱二头肌和肱肌的抵止处，拉力由该两肌的收缩产生，而重力点则位于前臂的远端和手部。

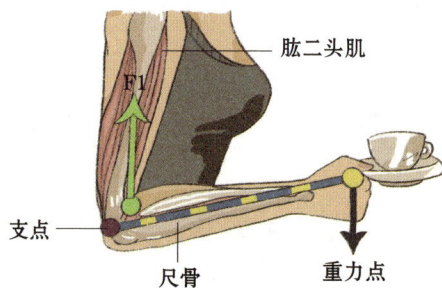

年华易老，骨骼不能承受之疏松

　　老人们时常说：人老了，不中用了。人到老年，身体各方面的功能都在逐步衰退，和年轻时候比，明显感觉做任何事情都力不从心。确实如此，当我们老了，除了头发花白，皱纹满面，最先衰老的其实是我们的骨骼。

　　骨骼的衰老是从骨质疏松开始的。对生命而言，"疏松"二字，看似无大碍，实则祸患无穷。

　　如今，骨质疏松症已然成为一种席卷全球的医疗难题。据统计，世界上每3个女性和每8个男性中，就有一个患有骨质疏松症。然而，目前医学上还没有完全有效的方法能帮助疏松的骨骼恢复原貌。

　　于是，面对骨质疏松症，我们只能正确认识、提早预防，防患于未然。

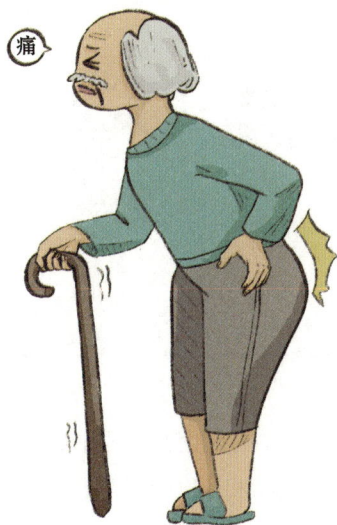

骨质之疏松，最难将息

　　骨质疏松症是中老年人的常见病和多发病，危害很大，往往给患者带来极大的痛苦。骨质疏松早期并没有显著的表现，因为我们几乎察觉不到自身骨量的减少。

7

🦴 骨质疏松的表现

首先，腰酸背痛是其最常见的症状。骨质疏松患者一般会感到站立时比坐卧时都要痛，特别是久站不动和久坐不动时疼痛会加剧。而且，夜晚疼痛感明显，清晨醒来时非常难受，白天疼痛会减轻。还有在弯腰、运动、咳嗽甚至大便用力时都会感到痛感加剧。

其次，身高变矮、弯腰驼背是骨质疏松的显性症状。骨质疏松会导致人体脊椎变形，出现脊椎前倾现象。在脊椎弯曲的状况下，一般每节椎体会缩短2毫米左右。因此，很多老年人会发现自己变矮了，身高比年轻时明显减少了几厘米。

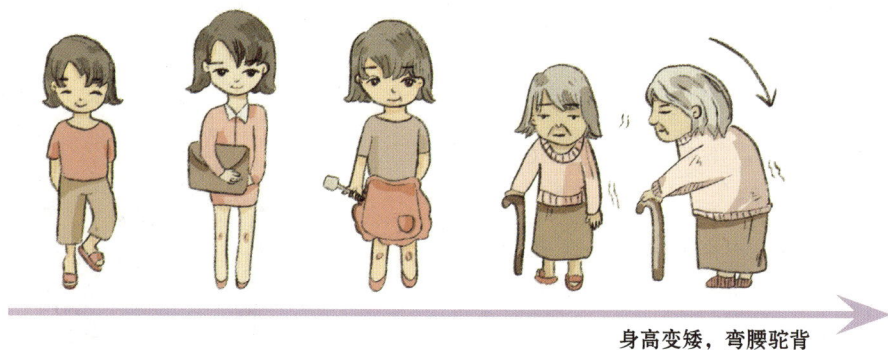

身高变矮，弯腰驼背

再次，会出现胸闷气短的状况。骨质疏松会导致人体胸廓变形，胸腔内的肺部因此而受到压迫，使得患者上气不接下气，呼吸十分费力。

此外，骨折是骨质疏松最为常见和最严重的并发症。人老后身高变矮或者驼背都是脊椎压缩性骨折的表现。最容易发生骨折的部位主要在髋部、胸腰椎、桡骨远端、肱骨近端及踝部，尤以髋部骨折最为严重。

骨折后必须要卧床，这容易诱发肺炎、静脉炎、泌尿系统感染及心脑血管异常等疾病。据国外报道，有10%~20%的患者在骨折发病后第一年内死亡，一半的患者生活不能自理。因此，老年人在生活中一定要做好相应的保健护理，定期进行骨骼检查。

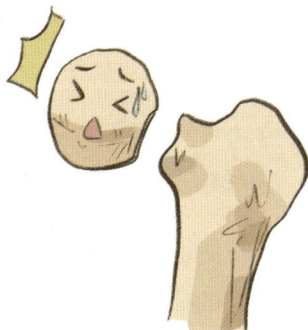

骨密度测定——给骨质疏松定量

化验血色素、红细胞可以检查是否贫血，血压计是用来测量血压高低的，骨质疏松有没有检测手段？当然有，这就是骨密度测定。

骨密度测定，是利用仪器在体外对人体骨骼中的矿物质含量进行测量和定量分析的一种方法。通常选择腰椎、股骨近端，桡、尺骨远端（前臂中下1/3）作为测量点，一般惯用右手的人测量左前臂，"左撇子"测量右前臂。

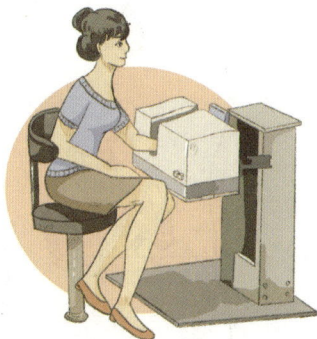

目前常用的单光子骨密度测定仪所用的放射源为低能量源，受测试者接受放射线的剂量很小，两次重复测试不超过10分钟，所接受的剂量大约为我国放射卫生防护基本标准的两万分之一，不会对人体造成损害。

骨丢失，"元凶"知多少

骨质疏松的病因至今仍不甚明了。通常认为，骨质疏松是多种因素综合作用的结果。其中，激素失调、钙流失、性别、年龄、遗传、药物和生活习惯等都可能是罪魁祸首。

激素失调——幕后黑手

骨骼的生长发育与人体内各种激素关系密切。

激素就是我们常说的荷尔蒙，是由人体的内分泌器官分泌，可作用于某些组织、器官或细胞的一类化学物质的总称。

人为什么会衰老？人的骨头为什么会疏松？主要原因是自身激素分泌下降。某抗衰老医学院专家曾在报告中指出，人类在 21~22 岁是青春的巅峰时期，之后激素分泌以每 10 年下降 15% 的速度逐年减少。

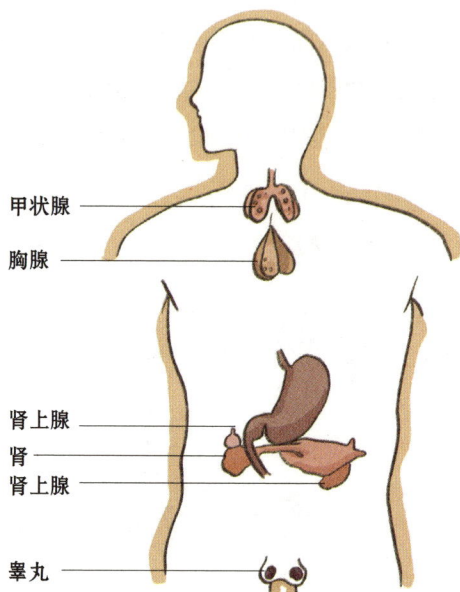

甲状腺

胸腺

肾上腺

肾

肾上腺

睾丸

人体内的各种激素在血液中的含量非常少，每 100 毫升血液中的含量可能不足 1 微克（1 微克等于 1/1000 毫克），相当于在 1 个游泳池中滴入 1 滴墨水的浓度，但数量如此微小的激素却能产生非常重要的生理作用。如果没有激素的调节与控制，人体的生长、发育、代谢就会处于无序状态，健康也就无从谈起了。

骨的矿化受多种激素调节，其中最主要的是性激素。特别是雌激素，一旦缺乏便会使骨质丢失加速，导致骨质疏松。

甲状旁腺激素对骨矿物质代谢也很重要，这种激素过高、过低都可导致骨质疏松；降钙素也是一种重要的钙调节素，它可以维持骨代谢稳定性并能预防过度骨吸收。

活性维生素 D 可以促进肠钙吸收。当维生素 D 摄入不足时肠钙吸收下降，肾脏形成活性维生素 D 减少，可引起机体负钙平衡，加速骨质疏松症的发展。

此外，甲状腺素、皮质类固醇激素以及生长激素等激素调节发生紊乱时，都可以引起骨质疏松。

钙流失——疏松之源

骨骼由骨细胞、骨基质、胶原纤维和无机盐组成。其中有机物占 40%，无机盐占 60%。有机物中 95% 为胶原纤维，无机盐主要为钙和磷。

1.2 米

钙是人体内含量最高的矿物质，约占体重的 2%，成人体内大约有 1000 克，其中 99% 存于骨骼中；磷大部分以结晶形式存于骨中。简单地讲，如果把骨骼比作钢筋水泥，那么胶原纤维则是钢筋，钙、磷、无机盐便是水泥。骨骼和其他生物组织一样，在不断地破坏和新生，代谢非常活跃。青少年时期是骨骼成长的高峰期，这一时期钙源源不断地沉积到骨骼。25~30 岁时，骨骼内钙含量丰富，骨钙含量达到一生中的最高水平，这个时期的骨密度会对老年期的骨质变化产生至关重要的作用。此后 10 年，处于中年期的骨矿含量相对稳定，骨内的钙量基本处于动态平衡状态。

男性 40 岁、女性 35 岁以后，骨骼内的钙质逐渐向外流失，骨矿含量随之降低，开始呈现骨代谢负平衡，即吸收多于再生。特别是女性绝经后，随着体内雌激素水平的急剧降低，骨量丢失速度增加大约 10 倍。因此，女性的骨质疏松发病率高于男性 6~8 倍。

脆弱的女人——性别因素

女性绝经后骨质疏松症属于原发性骨质疏松，多发于白种人女性和亚洲女性之中。

女性一生中大约会丢失 35% 的密质骨和 50% 的松质骨，尤以绝经后 3 年内骨量丢失的速度最快。绝经、断经意味着更年期的到来。更年期女性在性格上也会发生变化，或郁郁寡欢，或长吁短叹，甚至出现面部阵发性潮红、耳鸣、眼花、眩晕、出汗等症状。

从中医角度看，更年期女性经历着肾气渐衰、冲

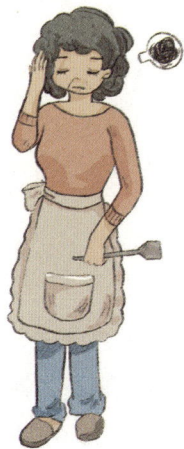

11

任脉损、天癸将竭的生理变化，人体调节阴阳的平衡功能减退，而出现肾阴不足、阳失潜藏和肾阳虚少，经脉失于温养，以致形寒肢冷等症状。加之外伤、六淫（风、寒、暑、湿、燥、火六种外感病邪的统称）等原因，身体一时不能适应，就会出现脊椎、四肢骨关节的疼痛。

🏆 当你老了——年龄因素

骨量的多少决定我们的骨骼是否强健。随着年龄增加，人体骨量会发生变化，一个人的骨密度在 30 岁左右达到最高值，医学上称为骨峰值。骨量流失会导致骨密度减低，出现骨质疏松的现象。

老年人的"弯腰驼背"与骨质疏松有直接的关系。"驼背"既是骨质疏松的表现，又是骨质疏松的结果。

人到老年稍一碰撞或受点轻微外伤，就容易骨折，因为骨头松了。疏松的骨骼承载能力降低，没有能力支撑沉重的人体负担，就会出现椎体变形、脊柱逐渐变弯、驼背、身高变矮（60 岁时身高比 40 岁时矮 4 厘米，70 岁时身高可缩短 9 厘米）等情况。

> 唉……
> 我好像要
> 踩到石头了

另外，老年人神经系统的调节功能减低，反应迟钝，平衡能力减弱，视听力减退，遇到意外很难立即躲避，这又增加了受伤的概率。

不容忽视的药物因素

老年人身体或多或少患有某些疾病，有的隔三差五就得吃药，有的则是常年服药。但往往很少有人知道，其中某些药物正是骨质疏松症的诱发因素。据统计，这部分患者占整体骨质疏松症患者的 8%~15%。

容易引起骨质疏松的药物主要如下。

人工合成的肾上腺糖皮质激素，如泼尼松龙及促肾上腺皮质激素释放激素（ACTH）、肝素（抗凝剂）、甲状腺激素等。

抗癫痫药，如苯妥英钠、苯巴比妥等，可促进维生素 D 降解，引起骨质疏松。

此外，某些利尿剂、抗癌药和异烟肼也可能影响骨代谢，导致骨质疏松。

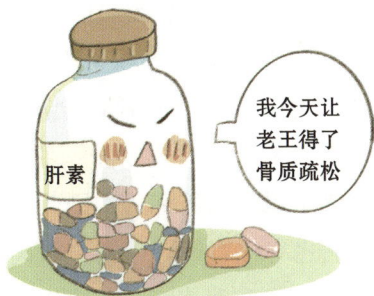

可怕的遗传因素

目前已有相当充分的证据说明，骨质疏松症与遗传因素关系密切。

澳大利亚有相关专家于 1995 年鉴定出人类骨质疏松的基因。有两种骨质基因通过锁定维生素 D 受体，调节骨钙的吸收，对骨代谢起主导作用。

研究人员强调，随着年龄增长，遗传因素逐渐减弱，而后天环境因素的影响则会逐渐加大。

生活习惯因素

长期大量饮酒和酗酒者，骨质会变得疏松。

无论哪种酒都含有乙醇，乙醇进入人体后，在肝脏内代谢解毒。长期大量饮酒，肝脏受到损害，功能下降，导致营养物质代谢异常。

饮酒势必多吃菜，高脂类食物摄入过多，可造成机体钙营养代谢失衡，不仅影响食物中钙的吸收，而且会使骨钙大量"迁移"和尿中钙的排出量大幅度增加，从而导致骨骼严重缺钙，最终引发骨质疏松症。

此外，吸烟、喝咖啡，甚至爱吃甜食等，也都会间接导致骨质疏松；

食物中缺少铜、锰和锌等微量元素也会影响骨密度。

不爱运动者也容易骨质疏松。骨骼系统的功能是负重和运动，活动越多肌肉越发达，骨骼吸收钙也越多。

众所周知，宇航员在太空吃的"太空食品"，营养丰富而均衡，当然不会缺少钙质和维生素D。但在"失重"状态下生活几个月，其骨质损失相当惊人。因此，他们在太空必须设法进行体育锻炼，通过肌肉收缩，使骨骼受力，以预防肌肉萎缩和骨质疏松。由此可见，运动对保持骨密度的重要性。

现代人生活越来越舒适，体力劳动大多被机械所代替，如不注意锻炼，骨质疏松便难以避免。

补钙加运动，远离骨质疏松

骨质疏松一旦发生，几乎不可逆转。因此，预防骨质疏松成为保养骨骼的首要任务。防治方法主要有激素调节、补钙、加强锻炼等。

"调动"激素对抗疏松

人老了，激素就少了，用什么办法来为人体补充激素呢？

西医解决这一问题的方法叫作"激素替代疗法"。一般有注射、口服化学合成性激素，补充雌激素，添加黄体素（孕激素）等，也可以补充动物性激素，如注射或口服胎盘素等。

替代疗法虽然效果明显，但也带来很多隐患。某些激素类药物如糖皮质激素、胰岛素、甲状腺素等均可影响骨基质和骨矿代谢，如果使用不当，会导致代谢紊乱和骨质疏松症。

古老的中医在对待激素问题上，主张补肾养骨。中医明确提出了"肾主骨"的理论，认为"肾"与骨有着密切的关系："肾藏精，精生髓，髓生骨，故骨者肾之所合也；髓者精之所生也，精足则髓足，髓在骨内，髓足者则骨强。"骨质疏松在中医范畴被称为"骨痹""骨痿""骨缩病"，补肾填精为其重要治疗原则。

肾虚精亏者常表现为腰脊酸软、步履迟缓、听力减退、短气喘促等，这些都与骨衰老征兆相似。而补肾益气药能延缓衰老，对防治骨衰老有重要意义。

中医讲究"药食同源"，常用的益气养血、补肾强筋的中药有人参、党参、五味子、黄芪、山药、鹿茸、补骨脂、巴戟天、淫羊藿、山萸肉、沙苑子、菟丝子、蛤蚧、核桃、紫河车、枸杞等。其中，紫河车、山药等含有雌激素，是绝经后妇女防治骨质疏松的最佳补品。

💊 补钙——为您的骨骼投资

骨代谢主要是钙磷代谢，其中以钙代谢为主。绝经后女性如能补充足量的钙，就能够延迟骨量的减少。当然，在补钙的同时也应补充一定量的磷，因为磷也是构成骨骼不可缺少的元素，当血磷过低时，骨吸收活跃，直接影响骨矿含量。

💊 膳食补钙的重要性

人们每天都要吃喝，机体的营养状态与之密切相关。膳食中含有的营养物质有钙、磷、镁和一些微量元素如锰、铜、锌等，当然还包括蛋白质、碳水化合物以及一些必需的维生素，如维生素 D、维生素 K 等。

人类最理想的补钙方法，是通过膳食来调节体内的钙平衡。德国营养协会规定成人钙供应量为 800~1000 毫克／日。

小贴士

钙的存在形态十分奇特，它主要集中存在于各类石灰岩及人类难以食用的蚌壳、蟹壳、动物骨及牙齿中。食物中除乳类外，其他的含钙量普遍偏低，如每千克瘦猪肉含钙不足 100 毫克。尽管如此，牡蛎、虾皮、蚌、带骨鱼（小炸鱼）、豆制品等依然是相当不错的钙源。

奶及奶制品中的钙最易被吸收。牛奶中钙含量高，大约100克牛奶含120毫克钙质，且钙磷比例适当，常喝能达到钙磷双补的作用。若每天饮用500克牛奶即可摄取600毫克钙质，加上其他食物中的钙元素，即可保证人每天的摄钙量。

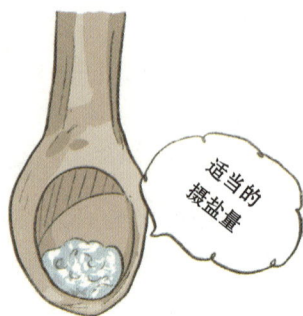

适当的摄盐量

骨质疏松症的病因是多方面的，食盐量的多少也会对其产生影响。少吃盐有助于防治骨衰老。老年人每日食盐以3~5克为宜。

另外，糖（白糖）与骨衰老密切相关。白糖是典型的酸性食品，在体内消耗大量的B族维生素和钙质。爱好吃糖容易导致骨钙丢失加速，出现龋齿、牙根松动、骨质疏松。因此，国外有专家提倡"戒糖比戒烟更重要"。

老年人补钙特殊攻略

年龄不同，钙吸收和代谢的状况也就不同，补钙更不能一概而论。由于老年人身体器官老化，钙代谢紊乱，补钙更应特殊对待。

食物	质量（克）	钙含量（毫克）
干酪	100	800
脱脂奶	500	663
全脂奶	500	638
酸奶	125	225
牛奶什锦早餐	55	110
罐装沙丁鱼	100	550
菠菜	100	130
干果	100	280

对于老年人来说，在保证钙摄入量的前提下，还必须注意保证一定量蛋白质的摄入。因为老年人骨质疏松不仅仅是由于维生素D和骨矿元素钙的供给不足，低蛋白饮食也是非常重要的原因之一。

从营养学角度出发，专家建议钙与蛋白质等营养素的补充应以膳食为主。每天饮用 2 袋牛奶（500 毫升，可补充约 600 毫克钙质，14 克优质蛋白质）及一定的豆制品（每 100 克豆腐干可补充约 200 毫克钙），就可以满足人体一天对钙的需求。

对于乳糖耐受力较差的人，可以用酸奶代替鲜奶，每千克体重每日的摄入量标准为 0.75 克；优质蛋白质以禽蛋、肉类、奶类和大豆为主，其中牛肉、鸡肉、鱼肉等每百克约含蛋白质 20 克。

当然，老年人经常有意识地进食一些药食同源的补肾佳品，如枸杞、核桃、莲子、芡实、桑椹等，对于延缓骨质疏松的发生和促进骨折愈合很有帮助。

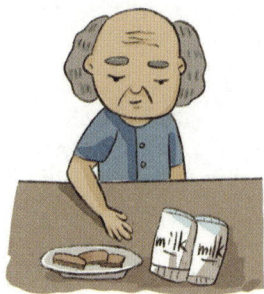

坚强骨骼是练出来的

人们早就认识到骨骼发育程度和运动密切相关。钢琴家由于常年活动前臂，他们前臂骨矿含量高于常人；运动员肌肉发达，骨骼致密坚强；而长期不活动或卧床不起者，骨矿含量会逐渐减少，骨质也变得疏松。只要经常让脊椎处于活动状态，便可减少钙流失。研究发现，经常参加体育锻炼的人，骨矿含量远远高于同龄没有锻炼习惯者。

科学家认为，持之以恒的体育锻炼是减少骨质疏松的最好方法之一。慢步、做操、太极拳等，可刺激新骨形成，增加骨骼重量。与食用钙质一样，要想获得最佳效果就必须在 30 岁之前开始有规律地锻炼。

另外，日光照射（每日 15~20 分钟）亦可影响骨量。在紫外线的照射下，皮肤内的维生素 D 合成增多，它可以促进骨代谢。可见，骨质疏松症的发生也与日照多少有关。因此，多晒太阳勤运动，可让自己远离骨质疏松。

第二章
关节炎，让人苦不堪言

骨关节是骨骼得以灵活运动的基础，据调查，关节退行性病变随着年龄增加而加重，人体从 20 岁开始，关节就会出现不同程度的退行性变化。

40 岁时几乎 90% 的人的负重关节都有各种增生改变。

因此，关节只有省着用，才能保持健康不衰老。

类风湿关节炎，健康杀手

相信大家都听说过类风湿关节炎（RA），那么类风湿关节炎到底是什么？它有什么表征？我们又该如何应对？

类风湿关节炎是一种病因尚未明了的自身免疫性疾病，是指由炎症、感染、创伤或其他因素引起的关节炎性疾病。

类风湿关节炎主要累及手足小关节，是一种关节滑膜的慢性炎症，严重时将造成关节畸形和强直，出现功能丧失。据初步调查，我国类风湿关节炎的患病率为 0.34%，可见于任何年龄，以 20~40 岁居多。

自我诊断类风湿关节炎

类风湿关节炎的表现多种多样，每种症状出现的时间和顺序也不相同；再加上没有一个检查指标对类风湿关节炎是特异的，因此类风湿关节炎的诊断非常困难，即使是专业的科室也很难在短时间内明确诊断。那么在什么情况下需要考虑类风湿关节炎的可能呢？

1
持续 6 周以上的晨僵现象。

2
持续 6 周以上，至少 3 个关节区的关节肿痛。

3
持续 6 周以上，手腕、手掌或手指的肿胀。

4
持续 6 周以上，左右两侧的对称性关节炎。

5
皮下结节。

如果出现上述表现中的一项或者多项，就需要警惕类风湿关节炎的可能，及时去医院就诊。医生会通过进一步的检查做出准确判断，制定明确的治疗方案。

什么是晨僵

类风湿关节炎患者早晨起床后，会感到手发僵、握拳困难，活动后才好转，医学上称这种现象为"晨僵"。

出现晨僵是由于人在睡眠或运动减少时，受累关节周围组织渗液或充血水肿，引起关节周围肌肉组织紧张，使关节肿痛或僵硬不适。患者活动后，随着肌肉的收缩，淋巴液被淋巴管和小静脉吸收，晨僵也随之缓解。

因此，如果受累关节活动减少或维持在同一位置较长时间，白天也会出现关节发僵。

晨僵持续时间是指从患者睡醒后活动开始到晨僵明显减轻时为止的一段时间。

随着类风湿关节炎病情的缓解，晨僵持续时间会缩短，程度也会减轻。所以，晨僵是反映关节炎严重程度的一个重要指标。

全面认识类风湿关节炎

日常生活中，我们经常会听到一些关于类风湿关节炎的"常识"，但是这些观点并不一定是科学和正确的，多数都有很大的误导性。下面列举一些常见的认识误区，希望大家能意识到某些所谓"常识"的局限性。

误区 1　类风湿关节炎是由寒冷潮湿的气候引起的

类风湿关节炎有其特定的、基础的病因，寒冷潮湿的气候绝对不是其致病原因。

诚然，环境潮湿、气候寒冷、阴雨天气、过度疲劳、精神刺激及生活无规律等，都可能导致类风湿关节炎患者的症状加重。

因为正常人在湿度增加、气压降低时，细胞内的液体会渗出，尿量相应增加；当湿度降低、气压升高时，液体就潴留在体内的组织间隙中，这种液体的转移是机体细胞对外界环境发生变化时的一种适应性手段。而人体关节发炎时，病变组织不能随天气的变化而排出液体，致使发炎关节局部细胞内压力较周围高，从而导致局部肿胀和疼痛加重。因而，可以说，寒冷潮湿是致使类风湿关节炎加重的因素，但不是其诱发因素。

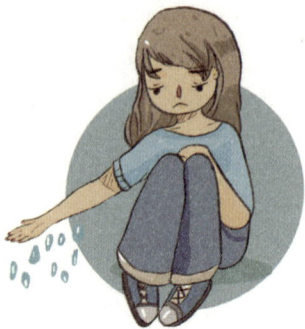

类风湿关节炎的病因有很多种，如遗传、病毒感染等，目前还未得出确切结论。因此，类风湿关节炎患者应多关注容易加重关节症状的因素，设法加以避免。

误区 2　类风湿关节炎一定是老年病

骨关节炎虽然在老年人中比较多见，但"类风湿关节炎一定是老年病"的说法并不准确。

事实上，许多类风湿关节炎发生在 20~30 岁的年轻人身上，甚至 10 多岁的儿童也会患类风湿关节炎。据国外文献报道，类风湿关节炎发病年龄最小者仅 6 周，最大者 80 岁。国内也有报道称，最小者为 10 个月，最大者为 77 岁。可见，儿童也有可能会患类风湿关节炎，医学上称作小儿类风湿。

小儿类风湿分为多关节炎型和全身型。

多关节炎型类风湿关节炎表现为 5 个或 5 个以上关节受累，首先累及大关节如踝、膝、腕、肘，经常呈对称性，表现为关节肿痛而不发红。

随着病情逐渐累及小关节，波及指趾关节时，幼儿会出现典型梭型肿胀；累及颞颌关节，幼儿很可能出现张口困难、耳痛的情况。

病程长者，可影响局部发育，出现小颌畸形，累及喉部，导致声哑、咽喉鸣和饮食困难；累及颈椎可致颈部疼痛和活动受限。疾病晚期，受累关节最终发生强直变形，关节附近肌肉萎缩，运动功能遭受损坏。

全身型类风湿关节炎可发生于任何年龄，尤以幼年者为多，无性别差异。具体表现为高热，体温每日波动在 36~40℃之间，患儿发烧时表情看起来很难受，发热可持续数周甚至几个月，烧退后便安然无恙。

误区3　类风湿关节炎可以治愈

类风湿关节炎是免疫性疾病，目前还没有找到明确的患病原因，也还没有明确的治疗方案。所以，能彻底治疗类风湿关节炎的说法是不科学的。

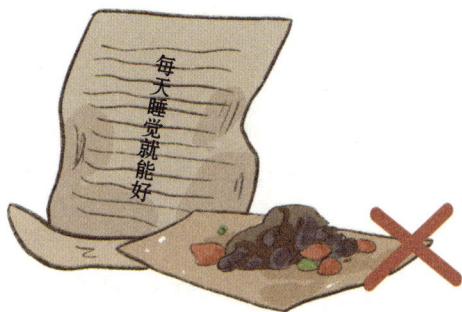

目前所有治疗方案均以改善生活质量、缓解疾病进展为主要手段。早期类风湿关节炎患者经过积极合理的治疗，多数患者的病变可完全消失，这一疗效称为临床缓解。

治疗效果的好坏，关键在于患者能否早诊断早治疗。如果到了病情晚期才开始治疗，关节已经畸形，再好的灵丹妙药也无法挽回。

日常生活中，我们常常会听闻一些"神奇"的治疗偏方。其实，那些所谓的"老中医秘方""偏方"等都是利用激素使得疼痛得到了暂时缓解，并未真正控制病情的发展。而且，滥用激素很可能导致激素依赖，造成骨质破坏。

因此，如果得了类风湿关节炎，一定要尽早规范治疗，不要盲目选择任何偏方。

误区4　类风湿关节炎只会导致关节病变

类风湿关节炎之所以被称作关节炎，并不意味着该病仅对关节有损害，它是一种累及全身系统的疾病，在关节之外也会出现很多症状。类风湿关节炎可能导致肺纤维化、血管炎、贫血等身体其他系统的疾病，具体可归纳为以下几点。

1 类风湿血管炎

类风湿关节炎会侵犯人体各种内脏器官的血管，导致皮肤出现严重的雷诺现象、指端坏死、末梢坏疽或溃疡、血栓形成或出血。

2 胃肠不适

当类风湿关节炎侵害人体内脏时，会引起贫血、慢性胃炎、消化性溃疡、肠梗阻等症状。

3 肾脏异常

当内脏受到损害的时候，肾脏也会出现异常，肾脏血管炎会引起多种肾小球肾炎和小管间质性肾炎及肾脏淀粉样变性。

4 神经系统表现

有多发性周围神经病、嵌压性周围神经病，还会引起中枢神经系统症状。

5 类风湿结节

此类患者占确诊类风湿关节炎患者的15%~25%，浅表结节多发于肘部、关节鹰嘴突、骶部，深部结节多发于内脏组织。

6 心脏表现

类风湿心包炎患者约占类风湿关节炎患者的20%，常见的还有心内膜炎、心肌炎，但临床表现较少。

7 呼吸系统表现

类风湿关节炎患者肺部受累的发生率高达47%，但临床上不一定有自觉症状。

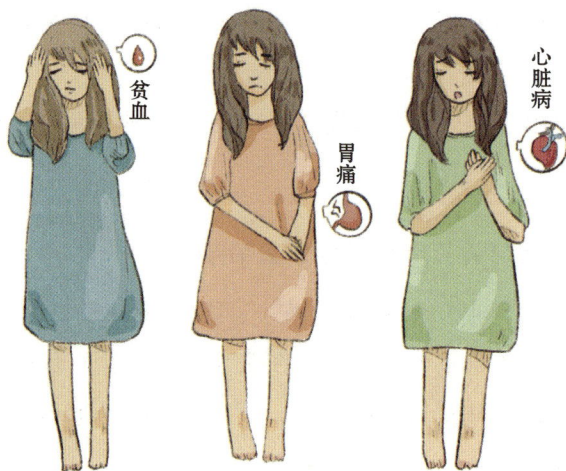

贫血

胃痛

心脏病

所以，如果得了类风湿关节炎，应采取综合治疗方案，尽早控制病情发展，注重整体性观察、整体性治疗，而不应仅仅着眼于关节局部的变化。

不同关节，对症锻炼

功能锻炼对于类风湿关节炎患者关节功能恢复及防止肌肉萎缩有重要作用，这是药物治疗不能代替的。许多类风湿关节炎患者经过药物治疗后，关节肿痛会得到明显缓解甚至消失，但是如果后续不注意功能锻炼，就会导致关节功能丧失及肌肉萎缩。

关节锻炼是运用体育锻炼治疗类风湿关节炎的一种自我疗法。患者可在床上做适度的四肢锻炼。根据关节情况，可进行关节的被动运动、主动运动、被动运动和主动运动相结合的助力运动、放松运动及牵伸运动等。

被动运动　　关节无法自行活动，患者须完全依靠他人或另一侧肢体帮助完成运动，这种锻炼主要用于有挛缩倾向的关节。

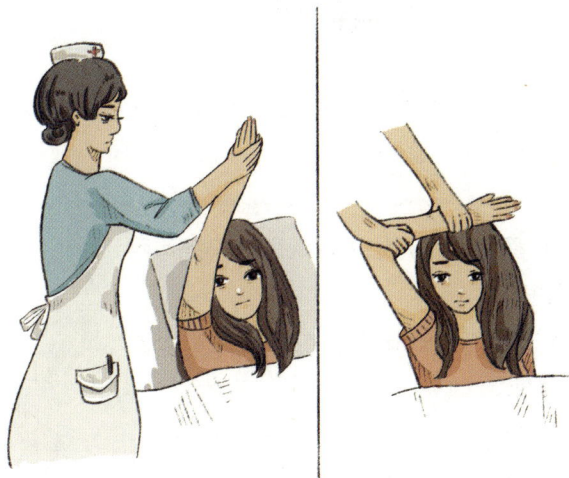

主动运动 患者依靠自己的肢体肌力完成的运动，当关节炎症被基本控制后，可进行主动运动。注意锻炼时不要引起疼痛。一般的日常活动即可达到锻炼的目的。

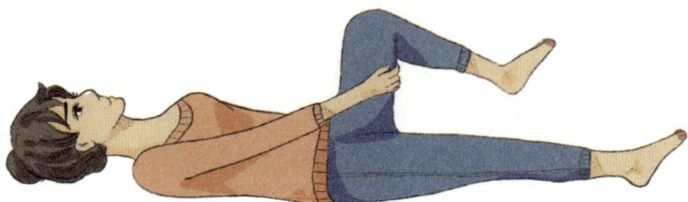

助力运动 介于主动运动和被动运动之间。适用于创伤后无力的肌肉或不全瘫肌肉的功能锻炼以及体力虚弱的患者。常用的助力运动方式有借助滑轮、回旋器及他人的帮助。

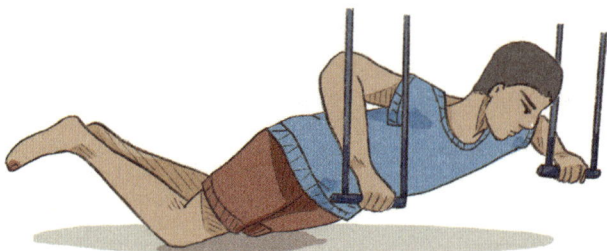

那么，类风湿关节炎患者应从何时开始进行功能锻炼？活动量为多少？功能锻炼应遵循以下原则。

1. 尽可能在疾病早期开始进行，即在疼痛可耐受情况下尽早进行。

2. 先被动运动再主动运动，每天锻炼至少两次，每次30分钟。

3. 开始时不要剧烈运动，逐渐加大活动量。

4. 活动量应为次日感到轻度疲劳，但不会筋疲力尽为宜。

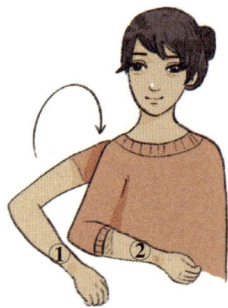

5. 最好在局部保温前提下开始运动，锻炼前可先热敷或进行温水浴，

以促进血液循环，减轻疼痛。

6. 循序渐进，持之以恒。

关节的功能锻炼

类风湿关节炎以对称性小关节受累较为常见。日常生活中，要想保证小关节得到充分活动，又能避免其遭受损伤，不妨试试以下方法。

1. 应尽量利用较大和有力的关节，避免过度使用小关节。

2. 提重物时，尽量不要用手指提，而要借助手臂和肘关节的力量来提。

3. 练习用左手拧开瓶盖，用右手拧闭瓶盖，以防止尺偏。也可以用掌心加压力来拧，同时发挥手指和手掌的支撑作用。

用力

4. 不要长时间站立，每隔半小时左右要交替坐下来休息，劳逸结合。坐着时，应经常变换坐姿、转换双脚位置，或起来走动走动，舒展下肢筋骨。膝关节不要过分屈曲，双足应平放在地上。

5. 避免手指长时间屈曲，特别是从事写作、编织、打字、修理等职业的人群，应该不时停下来休息，舒展一下手指。活动时如果感到关节疼痛，应立即停止活动，检查活动方法是否不当。

6. 尽量使用踏台、座椅等工具，以减少弯腰、爬高、低蹲等动作。

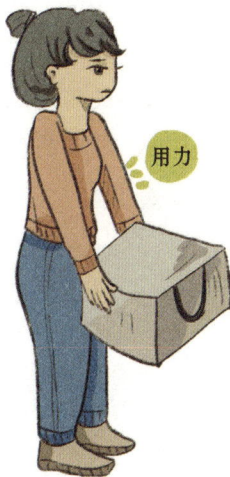

手关节锻炼方法

近端指间关节、掌指关节及腕关节是类风湿关节炎最容易累及的部位，而且往往是最早出现症状的关节。为恢复和保持其正常功能，我们可以做手部功能锻炼操。本套锻炼操共四节，每天上下午各1次，每次用时10~20分钟，最好在睡醒后起床前做。

1.按摩：按摩发生病变的手关节及周围组织，每个关节按摩 1~3 分钟。

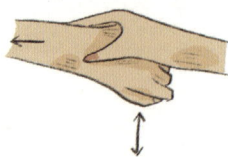

2.手握伸运动：以最大力量握拳到不能再紧为止，然后尽最大可能伸展开，做 5 分钟。

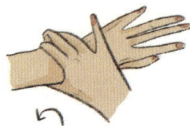

3.手关节活动：保证每个关节按其生理功能状态活动，主要是近端指间关节，做 5 分钟。

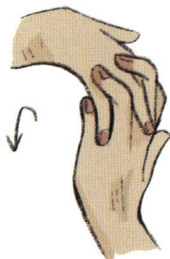

4.腕关节活动：腕关节正反方向慢旋转各 5 圈。

上肢关节锻炼方法

为恢复和保持肩、肘关节正常功能，患者可以进行上肢功能锻炼操。本套锻炼操共三节，每天上下午各 1 次，每次用时 20~30 分钟。

1.前伸后屈：半蹲位，双手握拳放在腰间，用力将上肢向前上方伸直，用力收回。左右交替，反复多次。

2.内外旋转：半蹲位，双手握拳，肘关节屈曲，前臂旋后，利用前臂来回划半圆做肩关节内旋和外旋活动。两臂交替，反复多次。

3.肘部屈伸：坐位，患肢放在桌面的枕头上，手握拳，用力徐徐屈肘、伸肘，反复多次。

下肢肌肉锻炼方法

下肢肌肉锻炼可以通过将关节保持在一定位置不动而达到提高收缩力的作用。方法如下。

1.下肢抬腿训练：平卧，一侧下肢伸直上抬10度，5秒后休息，10~20次后左右轮流做，每日数次。

2.定位训练：在下肢不动的情况下，用力收缩膝盖上面的肌肉（股四头肌），坚持5秒后休息，连续10~20次，每日数次。

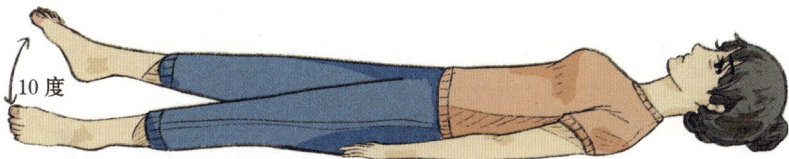

10度

不同类型患者的饮食宜忌

适当、合理的饮食不仅可以增强体质、延年益寿，还可以辅助药物治疗，提高自愈能力。

类风湿关节炎是一种慢性疾病，患者常因关节疼痛、活动减少、常年服药等因素影响食欲与消化功能。而食物是日常生活所需的营养及能量的主要来源。如果患者饮食的营养及能量不能满足机体的需要，那么，所服药物不仅起不到治疗作用，还会导致病情进一步恶化。所以饮食调养对类风湿关节炎患者来说非常重要。

首先，类风湿关节炎患者应选用高蛋白、高维生素及容易消化的食物。

其次，类风湿关节炎患者不宜服用对病情不利的食物和具有强烈刺激性的食品，如辣椒等。尤其是急性期及阴虚火旺证患者最好忌用。

糖类及脂肪类食物也要少用，因为治

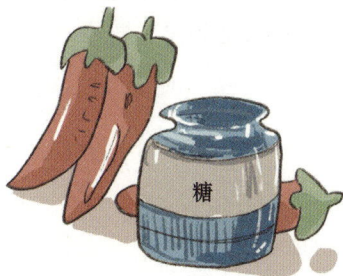

糖

29

疗类风湿关节炎常选用糖皮质激素，容易造成糖代谢障碍，血糖增高；而脂类食物多黏腻，会使血脂胆固醇升高，造成心脏、大脑的血管硬化，对脾胃功能也有一定损害。

类风湿关节炎患者的食盐用量也应比正常人少，因为盐摄入过多会造成钠盐潴留。

另外，茶叶、咖啡、柑橘、奶制品也可能会使类风湿关节炎患者的症状加重。

不同类型的类风湿关节炎患者，其饮食宜忌也各不相同，具体如下。

1 风热型和湿热型

风热型主要症状为关节游走性疼痛、发热、咽痛、便秘溲赤、舌红、苔厚、脉数或弦数、血沉增快；而湿热型的患者会出现低热、胸闷、纳差、关节肿痛有积液、舌质红、苔白腻、脉滑数、血沉增快等症状。

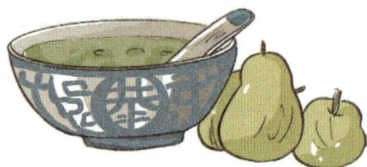

出现这些症状的患者应该多选用寒凉的饮食，如米仁粥、绿豆、生梨、豆卷、菊花菜、芦根等，可以协助清除内热；而不应食用温热性的食物，如辣椒、芥末、姜、桂皮、酒等，因为吃这些会伤阴助火，加重症状。

2 寒湿型

主要表现为关节肿痛或有积液、纳差、大便溏薄、小便清长、畏寒、舌淡、苔白腻、脉濡、血沉增快。

这种类型的患者应选用一些温热的食物，如猪牛羊骨头煮汤，及姜、桂皮、木瓜、药酒等。

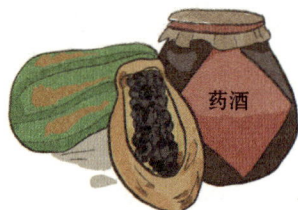

3 肝肾两虚型

主要表现为关节疼痛畸形、肌肉萎缩、筋腱拘挛、畏寒、消瘦、面色无华、舌淡、苔薄白或白腻、脉沉细，而血沉多不增快，或接近正常。

这种类型的患者可以多食用一些补益的食品，如甲鱼肉、鸡肉、鸭肉、鹅肉、猪肉、牛肉、羊骨髓、核桃、桂圆、芝麻等。

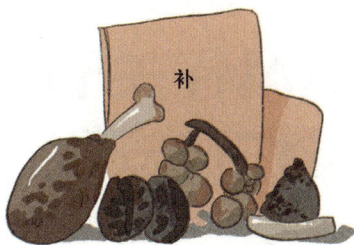

另外，关于类风湿关节炎患者饮酒的问题，也应根据病情辨证对待。

一般情况下，若患者伴有寒湿表现，可饮用一些药酒类的酒剂，因为酒性辛热，助阳生火，能祛散寒邪。

而伴有湿热症状的患者则不宜饮酒，因为酒热伤肝、酒湿伤脾，如果又在酒中浸入附子、肉桂一类的热药，会加重内热和肿痛。此类患者如欲饮药酒，可选择凉性的药物浸入酒中，使药酒性质偏凉。

痛风性关节炎，一旦发作难安眠

很多人向往在炎炎夏日中大口喝啤酒、吃海鲜的日子，然而，就在我们开怀畅饮、享受美味的时刻，有一种来去如风的病魔可能已经悄然来袭，它就是痛风病。

酒足饭饱，痛风来找

痛风是嘌呤代谢紊乱和（或）尿酸排出障碍所导致的疾病，临床表现为高尿酸血症、反复发作的急性关节炎、痛风石及其引起的慢性关节炎、泌尿系统结石和肾实质病变。痛风的原因包括尿酸生成过多或（和）尿酸排泄减少，以后者居多。截至目前，痛风已成为我国仅次于糖尿病的第二大代谢性疾病。

痛风在任何年龄的人身上都可能发生，而在绝经前女性身上较为少见，最常见的是 40 岁以上的中年男人。

为什么痛风偏爱男性朋友？这是因为，女性体内的雌激素能促进尿酸排泄，并有抑制关节炎发作的作用；而男性偏爱饮酒、赴宴，喜食富含嘌呤、蛋白质的食物，这些生活习惯易增加体内尿酸，引发痛风。

嘌呤类物质代谢异常也会引发痛风。但是，酒中并没有嘌呤，为什么喝酒容易引发痛风呢？因为乙醇在肝组织代谢时，会吸收大量水分，使血

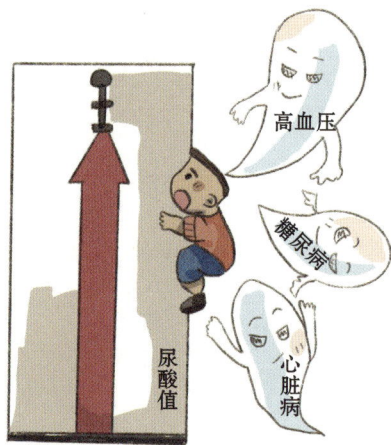

浓度增加，使得原来已经接近饱和的尿酸，加速进入软组织形成结晶，导致身体免疫系统过度反应（敏感）而造成炎症。

高尿酸血症如果长期存在，尿酸将以尿酸盐的形式沉积在关节、皮下组织及肾脏等部位，会引发关节炎、皮下痛风结石、肾脏结石或痛风性肾病等一系列病症。

知己知彼，打败痛风发作的"元凶"

痛风和风湿不是一回事，风湿病是一种"贫困病"，常发于生活环境太过贫苦的人群。而痛风是一种"富贵病"，也就是说：一个人吃得太好，生活水平高才会得痛风。

中医有"肥甘厚味，足生大疔"之说，指的就是古代帝王将相、达官显贵，终日山珍海味，吃喝玩乐，容易患病。

痛风反映生活水平

痛风的发病与人们生活水平的提高密切相关。经常大鱼大肉、赴宴酗酒等饮食习惯会导致痛风发作。

世界上痛风的发病率大约为 0.3%，但不同地区的发病率有很大差异。

第一次世界大战和第二次世界大战期间，欧洲痛风性关节炎十分少见。战后，由于蛋白质供应充足，痛风发病率又回升到战前水平。第二次世界大战后的日本，经济恢复较快，人均蛋白质的摄入量增加了一倍，痛风患者也大大增加。

我国也是如此，近年来痛风发病率正在逐步提高。据统计，痛风患者较 15 年前增加了 15~30 倍。由此可见，饮食、环境与痛风有很大关系。

高尿酸血症——痛风发作的罪魁祸首

很多人有这样的疑惑：为什么会得痛风呢？吃得好，喝得好反而会得痛风？痛风究竟是怎么发生的？

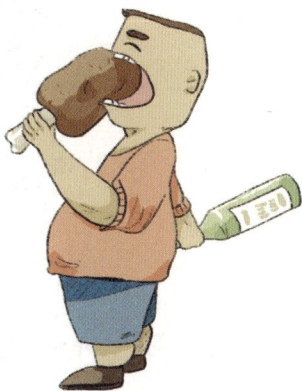

33

痛风的罪魁祸首是尿酸增高引起的高尿酸血症。也就是说，痛风的发作主要和血尿酸过高有关，血清尿酸饱和浓度大于 420 微摩尔 / 升即为高尿酸血症。

那么，什么是尿酸？尿酸是人体嘌呤的最终产物。

那么，是不是进食高嘌呤类食物就会引发痛风？不一定，只有痛风体质的人进食高嘌呤类食物，才会引发疾病。

那么，哪些人属于痛风体质人群？

一般中老年人、脑力劳动者、贪酒嗜肉的肥胖者，尤其是有痛风家族史的人，都应该警惕痛风的发生，应定期到医院检查血清尿酸。

尿酸的正常值与性别有关，女性在 89~357 微摩尔 / 升之间，男性在 149~416 微摩尔 / 升之间。根据不同的检测方法，尿酸的正常参考值还是有所区别的。尿酸水平 > 420 微摩尔 / 升称为高尿酸血症。但高尿酸血症患者不一定出现痛风性关节炎急性发作。

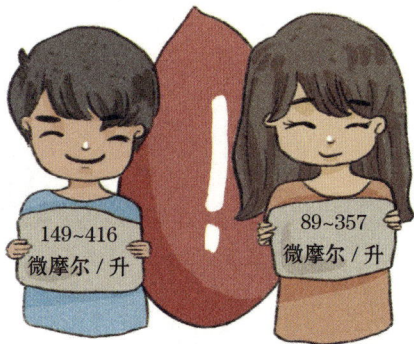

149~416 微摩尔 / 升

89~357 微摩尔 / 升

🖐 如影随形——痛风发作的特点和规律

痛风患者发病时疼痛难耐，当没有任何不适之感时被称为无症状期。

痛风病的隐匿性很强，从血液中尿酸升高到出现症状可以长达数年、数十年，有些甚至终身不出现症状。随着年龄的增长，出现痛风症状的概率逐渐增高。

另外，血尿酸过高会使大量尿酸盐从肾脏排泄，患者可能出现尿路结石的症状，而且会在痛风症状出现之前发生。

精神紧张、过度疲劳，或进食高嘌呤饮食、关节损伤、手术、感染等常常诱发急性痛风性关节炎。这种突然发作的关节炎，是痛风的特殊情况。

急性痛风起病急，多数患者会在半夜因突感关节剧痛、伴有发热等全身症状而惊醒。疼痛可以从一个关节开始，发展到多个关节。发作持续时间不定，且会反复发作，最后可能发展为慢性关节炎。

大脚趾是经常发病的部位，常出现在第一跖趾关节的内侧，只要轻微地碰触一下，都会引起难以忍受的疼痛，甚至不能承受任何重量。其他部位如足背、踝、膝、腕、手指、肘部都可能发病，但主要发生在下肢。病变关节发热呈暗红色，有明显压痛，甚至有些会化脓性感染，如白细胞增加、发热、血沉加快。

病变关节呈现暗红色

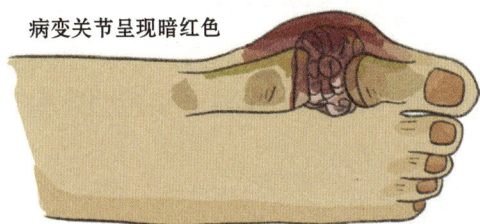

轻度发作可以在几小时或 1~2 天内消退；严重发作时，可持续数天到数周。发作消退后，关节周围的皮肤会出现脱屑现象。

即使是剧烈发作，过一段时间后，症状也可以完全消失，好像从来没有得过病，这是痛风病的重要特征。有资料显示，一位运动员在痛风发作期间还赢得了马拉松比赛的冠军。

有些痛风患者一生只发作一次痛风，有些患者每隔 5~10 年会再次发作，多数患者间隔 6 个月至 2 年会发作一次。如果不进行治疗，发作可能会越来越频繁、严重，每次持续时间也会更长。

你听说过痛风石吗

日常生活中，我们一定听说过胆结石、肾结石、膀胱结石，但你听说过痛风石吗？

痛风石是痛风性关节炎的特殊所见，它主要因尿酸盐沉积增多而形成。尿酸盐沉积在关节和关节周围组织的速度，主要决定于尿酸的水平。

痛风从开始发作到出现痛风石，期间间隔变化很大，平均为 10 年左右。除了中枢神经系统外，痛风石可以沉积在身体的任何组织，而以关节和肾脏较为多见。典型的痛风石位于耳轮，是一种形状不规则、蚕豆到栗子样大小的肿块。

如果发生在手指、脚趾等关节，那么，患者常年都要穿较大的鞋，戴较大的手套来保护关节。

痛风石本身一般不痛，但它影响的关节常伴有进行性僵硬症状，会持续疼痛，最后致使关节受损。位于皮肤下的痛风石可使手脚变得奇形怪状，导致严重病残。

痛风石表面的皮肤紧张、光亮、变薄，会形成溃疡，可挤出白色的尿酸盐针状结晶物质。痛风石增大，会直接影响关节或它周围的肌腱，严重限制关节运动。

痛风患者多伴有高血压、冠心病、肥胖、肾动脉硬化等病症。所以，少数痛风患者也可能会死于心肌梗死、中风、心力衰竭等心血管并发症。

痛风石很少化脓、感染，这是因为尿酸有抑菌作用。据报道，50%~70% 的患者可形成痛风石和永久性关节损害。近年来，用秋水仙作为预防药和促尿酸排泄药物的问世，痛风石的发生率已有明显下降。

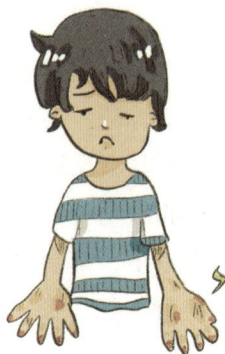

防痛风，务必饮食有节、劳逸结合

现在生活条件好了，在讲究营养的同时，更重要的是要追求健康，即注意平衡膳食，在日常饮食中多摄入五谷杂粮，以达到均衡营养的目的。

嘴馋也要忍着

很多人都向往美酒佳肴的生活，然而它既是一种享受，也是一种危险，尤其对于痛风患者来说，可能就是噩梦到来的前奏。丰富的食物，尤其是高嘌呤、高蛋白或高脂肪的食物，酗酒和长期饮酒，特别是烈性酒和香槟酒，都会诱发痛风性关节炎。

所以，预防痛风首先要做的就是控制饮食，管住自己的嘴，从饮食源头上控制高嘌呤食物的摄入量，以此减少痛风发作。馋嘴时要想想痛风发作时的痛苦，不要屈服于美食诱惑之下。那么，怎样做才能回归健康饮食？

首先，应弄清楚哪些食物属于高嘌呤类食物，继而避免进食这些高嘌呤类食物。一般饮食分为高嘌呤、中嘌呤和低嘌呤三类。应尽量不食或少食含嘌呤的食物。

高嘌呤食物主要有动物内脏、海鲜、沙丁鱼、凤尾鱼、带鱼、蚶、蛤、鸡汤、肉汤等。痛风患者应禁食这些食物。

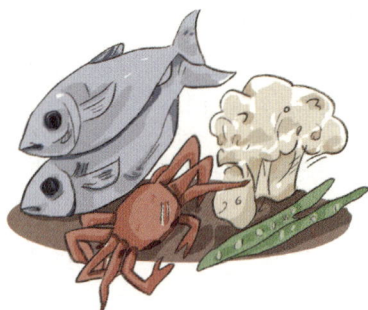

中嘌呤食物主要有家禽家畜肉、鱼、虾、蟹、鳝鱼、白鱼、鲢鱼，各种豆类及花生、芝麻等。痛风患者应尽量少吃这些食物。

此外，有些蔬菜也含有较高的嘌呤，如韭菜、黄豆芽、豌豆苗、扁豆、菜花、紫菜、菌类等。痛风病患者最好不吃或少吃这些蔬菜。

对于痛风患者来说，严格控制高嘌呤食物的摄入，每日尿酸的排泄达200~400毫克，为一般人的1~2倍，能降低血中尿酸浓度约1毫克/升。

含嘌呤较少的食物有鸡蛋、鸭蛋、牛奶、奶酪等。水果、蔬菜，如白萝卜、胡萝卜、番茄、白菜、土豆等，为痛风患者的推荐食品。

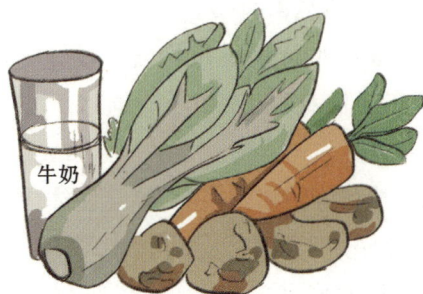

牛奶

痛风患者的主食应以细粮为主，如精面粉做的面食、精大米等，不宜吃粗粮，因为细粮制品中嘌呤含量较粗粮少。不宜饮浓茶及咖啡类饮料，茶和咖啡中含有少量嘌呤及兴奋剂咖啡因。

其次，痛风患者大多数比较胖，建议患者积极控制摄入高热量、减轻体重。

痛风常并发糖尿病、冠心病、高血压及高脂血症。一般认为，痛风虽与肥胖没有直接的因果关系，但肥胖对痛风有促进作用；降低体重会使痛风、糖尿病、高血压及高脂血症得到控制。

痛风患者降低体重应循序渐进，每月减 1 千克为宜，否则易导致痛风急性发作。某些患者体重减轻后，血尿酸浓度和尿酸的排泄会相应减少。

对于肾功能减退或药物治疗效果不佳的患者，控制饮食的意义更大。痛风患者的饮食中对蛋白质的限制不如嘌呤严格，一般每天摄入蛋白质可在 70~80 克。果糖过高也会增加尿酸的合成，应当尽量避免进食果糖过高的食物。

此外，盐的摄入量每天最好控制在 6 克以内，伴有高血压、心脏病、肾功能不全的患者更应严格限制在 3 克以内。

再次，还应适当多饮水以帮助尿酸的排出。为了防止肾脏中积存尿酸，应大量喝水，每日须饮水 2000~3000 毫升。至于水的种类，一般的普通饮用水、淡茶水、菜汁、果汁和碱性饮料皆可。碱性饮料可碱化尿液，有助于尿酸的排泄，但含糖量高的饮料不适合肥胖者、糖尿病患者等。尿量应保持在每天 2000 毫升以上，促进尿酸排出。

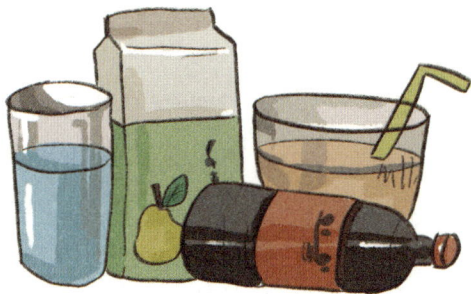

饮水要养成常饮习惯，间隔应尽量均匀，最好每小时 1 杯，不要临时口渴时暴饮，一般可在用餐前后 0.5~1 小时饮水。心肾功能严重不全的患者饮水应遵医嘱。

此外，痛风患者一定要戒烟禁酒。乙醇会使体内乳酸堆积，抑制尿酸排出，引起泌尿系统结石。啤酒在发酵过程中可产生大量嘌呤，对痛风患者非常不利，多饮极易诱发痛风。

同时，痛风患者应避免服用促进尿酸增高的药物，如氢氯噻嗪片（双氢克尿噻）、呋塞米片等。

还有，痛风患者应注重劳逸结合，尽量避免过度劳累、紧张、湿冷，平常穿鞋也应该尽量保持舒适。

膝骨关节炎，疼痛千万不能忍

俗话说"人老腿先老"。一上年纪，膝关节就开始打软，还隐隐作痛；再后来就是发僵，甚至活动都有困难，这就是膝骨关节炎。

骨关节炎是最常见的关节炎，占关节炎总发病率的 40% 左右。骨关节炎发病年龄可低至 20 岁，但大多数并无症状，因此不易被发现。其患病率随着年龄增长而增加，45 岁以上人群的患病率为 10% 左右，60 岁以上人群的患病率可达 40%~60%，且女性多于男性。目前，全国中老年骨关节炎患者大约有 3000 万。而且随着人口的老龄化，骨关节炎的患病率还会持续增加。

骨关节炎常见于手的远端及近端指间关节、膝关节、肘关节、肩关节和脊椎关节，而腕、踝关节则较少发病。其中以膝关节炎最为常见，占骨关节炎的四成以上。

你的膝盖还好吗

膝关节病变到一定程度，在做踢腿平举、下蹲屈膝等动作时，你会渐渐觉得膝关节"不灵活"了，甚至感到膝关节深处隐隐作痛，或者发出轻微"咯咯"的声响，这就是膝关节开始老化的信号。

下面介绍两种膝关节病的自我检测方法。

方法1：下肢微并拢，身体处于半蹲位，将手放在髌骨上，略用力按压；然后来回摇晃、旋转膝关节，判断自己的膝关节是否有疼痛感。如果有，说明膝关节处于非健康状态。

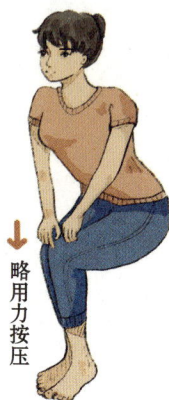

略用力按压

方法2：双下肢自然分开，与肩同宽。两腿慢慢下蹲，膝关节慢慢屈曲。当膝关节屈曲到一定角度时，感觉到疼痛，说明膝关节已经出现问题了。

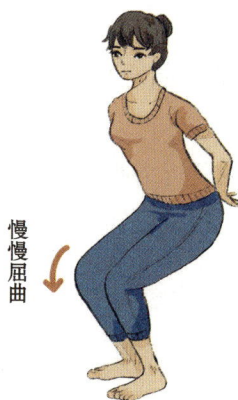

慢慢屈曲

膝关节疾病之警钟

膝关节疾病应做到及早发现、及早治疗，这就要求我们对疾病的报警信号有所了解。那么，膝关节疾病都有什么明显的症状呢？

1.肿胀：膝关节疾病常出现关节肿胀，严重时行走困难，影响日常生活。有时觉得关节有卡住的感觉，活动后则好转。

2.活动受限：早期症状轻微，仅在早晨起床或久坐站起后感觉关节活动不灵便，稍微活动一下就可以缓解，这一现象即"晨僵"。

3.疼痛：早起活动关节时会感觉疼痛，休息后可以缓解，疼痛性质多为间歇性钝痛。随着病情的发展，疼痛会由间歇性变为持续性，休息后也不能缓解。部分患者在夜间睡觉时也能感觉到疼痛，甚至被疼醒，疼痛的性质也由钝痛变为撕裂样或针刺样疼痛。

4.关节摩擦音：屈伸膝关节会听到摩擦的声响。膝关节病变关节软骨退化、剥落，进入关节腔，常可听到响声。

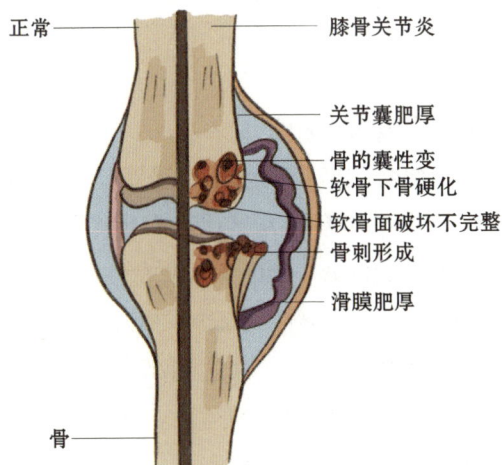

正常　　　　　　　膝骨关节炎

关节囊肥厚

骨的囊性变
软骨下骨硬化
软骨面破坏不完整
骨刺形成

滑膜肥厚

骨

"胖老太太"，膝骨关节炎的最爱

什么人容易患膝骨关节炎呢？通过对大量门诊患者的观察，我们发现，膝骨关节炎的患者绝大部分是"胖老太太"。这里所说的"胖老太太"并不仅指体形较胖的老年女性，而是包含了几个诱发膝骨关节炎的相关因素：体重、年龄、性别。

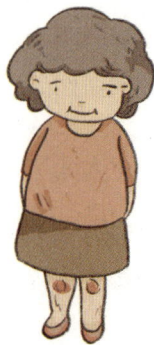

🦴 "胖" ——体重

肥胖是膝骨关节炎的诱发因素之一。

体重大，膝骨关节所承受的负担就大。有研究证实，体重和膝骨关节炎的程度成正比。实际调查也发现，肥胖者的膝骨关节炎发病率明显高于体重正常者。体重指数较高的人群发生膝骨关节炎危险性增大，而体重的改变与膝骨关节炎的发生有直接关系。

正常膝关节的负重力线应该是通过膝关节的中心轴，将压力传导到下肢的胫骨平台。肥胖者体重过大增加了膝关节的负荷，就好像正常体重的人扛着一袋米在走路，膝关节单位面积内的骨小梁压力增高，天长日久，就会发生软骨磨损、骨质增生以及软骨下骨的硬化现象。

🦴 "老" ——年龄

年龄也是膝骨关节炎发病的相关因素之一。

随着年龄的增长，膝骨关节炎的患病率呈明显上升的趋势。

在国外，膝骨关节炎患病率研究显示：有影像学表现的膝骨关节炎患病率，24~45 岁的女性为 1%~4%，80 岁以上女性则为 53%~55%；45 岁以下男性为 1%~6%，80 岁以上的男性为 22%~33%。

年轻力壮的时候，骨关节的灵活性达到高峰，全身关节润滑自如、弹性无比，可以承受较强的冲击和剧烈的运动。接下来的岁月，骨关节开始退化，软骨逐渐老化，身体越来越不结实了。这种生理现象即为骨关节退行性改变。

人的膝关节就像一辆汽车的车轴，汽车开久了车轴就会发生磨损，到了一定年限就要报废。而人的膝关节经过几十年磨损，关节液的减少，使得关节软骨变得干燥，失去弹性，关节的延伸能力逐渐弱化，一活动就容易受到损伤。

🦴 "太太" ——性别

性别也是膝骨关节炎发病的诱发因素之一。

女性膝骨关节炎患者的数量多于男性。美国一项研究表明，女性每年影像学膝骨关节炎发病率为 1.4%，男性仅为 0.7%。

为什么女性更容易患上膝骨关节炎呢？研究发现，这与女性体内的雌激素有关。女性绝经以后，雌激素水平陡然下降，破骨细胞过于活跃，骨矿含量减少，这也是女性绝经后容易发生骨质疏松症的主要原因。

从以上分析不难看出，几种因素的叠加使得"胖老太太"这个冠名形象诠释了膝骨关节炎高发人群的基本范围。

治疗膝骨关节炎，中医疗法有妙招

中医在治疗膝骨关节炎方面疗效显著。它能缓解疼痛症状，延缓病情的发展。了解一些中医治疗的方法和自我保健知识，对肢体的康健和相关功能的恢复不无裨益。

推拿按摩疗法

推拿按摩手法可以通过对局部的刺激，改善血液循环，促进营养供给，修复组织，还可以增强肌肉力量，松解周围粘连，使膝关节肌力平衡，提高关节的稳定性。这里简单介绍几种自我按摩的方法。

轻揉

膝关节自然伸直，大腿肌肉放松，用手掌按揉膝关节周围和大腿前端（股四头肌部），一定不要在皮肤上摩擦，而要带动皮下组织一起活动。这样可以缓解肌肉痉挛，放松关节。轻揉手法每次持续 3 分钟。

点按

做完了轻揉手法，再用拇指对膝关节周围穴位和痛点（阿是穴）进行点按。点按承山、梁丘、血海、犊鼻、阳陵泉、阴陵泉、足三里等穴。点按时要稍稍用力。如果局部感到酸胀，说明力度合适，效果较好。反复点按 3 遍。

血海　　　　梁丘
阴陵泉　　　犊鼻
　　　　　　足三里

侧面　　　正面

提髌

用拇、食、中指捏住髌骨，相对用力挤压，沿大腿纵轴方向上下滑动，要做到皮肤不移动而动在皮下。然后再将髌骨由下向上（垂直方向）提拿，以增大髌股关节间隙，

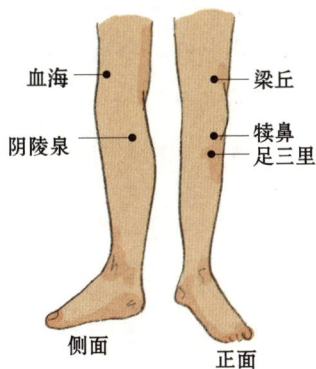

改善关节面受压状况。

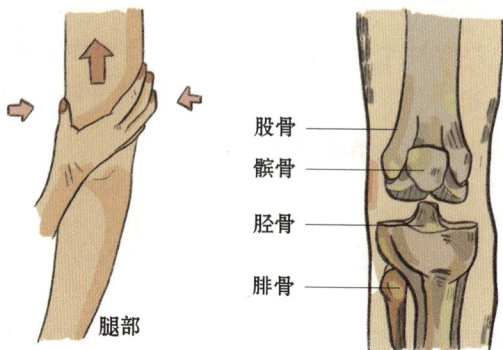

股骨
髌骨
胫骨
腓骨

腿部

只要每天坚持 20 分钟的自我按摩，基本能够缓解部分症状。但要注意，膝骨关节炎急性期不能做按摩。

中药外洗

膝骨关节炎属于中医痹证范畴，中医认为"诸筋皆属于节""膝乃筋之府""肝主筋，肾主骨"，说明膝骨关节炎与筋脉、肝肾密切相关。

中药治疗要辨证用药，分三期四型：急性期多属于湿热痹，治疗期辨证为风寒痹和瘀血痹，恢复期属于肝肾虚痹。前两期属于实证，后期属于虚证，有实有虚，有寒有热，四型各有特点，简单介绍如下。

湿热痹表现为膝痛伴局部红肿灼热，痛不可触，关节不能活动，苔黄腻，脉滑数。

风寒痹表现为膝痛伴关节冷凉屈伸不利，得热痛减，遇寒加重，阴雨天明显，苔白，脉弦。

瘀血痹表现为有外伤史，膝痛剧烈，痛如锥刺刀割，不敢活动，舌紫暗，脉沉涩。

肝肾虚痹表现为膝痛酸软无力，行走不稳，劳累加重，关节变形，舌淡苔白，脉沉弱。

中药外洗可以祛风通络、温经散寒、利水消肿、活血止痛。在此给大家推荐一个常用的外洗中药方。

伸筋草 20 克、透骨草 20 克、红花 15 克、川椒 10 克、海桐皮 20 克、五加皮 20 克、牛膝 15 克、防风 10 克。水煎熏洗热敷患处，每天 2 次，每次 20 分钟。

注意：本方不适合膝骨关节炎急性期（湿热痹证），最好能在医生指导下使用。

铍针松解减压

铍针疗法具有创口小、不出血、痛苦小、无须麻醉、定位准确、松解较为充分的优点。铍针疗法是非直视下操作，技术含量高，是一种微创治疗方法。

铍针疗法的取穴原则是"以痛为腧"，即对痛点进行有针对性的松解操作。

仔细触诊，找到痛点以后，用铍针进行松解。其目的是减轻周围筋膜张力和筋膜间室内压力。所以针刺的深度到张力较高的筋膜层即可，不必深达肌层，这样可以避免出血及减少术后反应。

举例来解释铍针松解的过程：就好比一个气球表面布满了神经，气球被吹起来以后，表面的神经被牵拉得很厉害，用针捅一下气球，气球泄气后变瘪了，表面的张力就降低了，神经也就不被牵拉了。

膝骨关节炎用药需警惕

很多患者就诊时会提到一些问题："要不要用激素？""是不是多吃几种药效果会好些？""可以吃保健食品吗？"下面就这些常见问题做简要解答。

骨性关节炎要用激素吗

这里可以明确地告诉大家，绝大多数患者不需要用激素。

第一，从治疗的角度来讲，不需要用激素。

第二，使用激素有很多不良反应。多数老年朋友都患有高血糖、高血压、高血脂，使用激素会加重这些疾病。

此外，长期大量使用激素会引起骨质疏松，加速老年人的脱钙，加剧症状。

那么，什么情况下需要使用激素呢？"急则治标，缓则治本"，在一些特殊的时候，比如膝关节积液特别明显，关节肿胀、疼痛剧烈的时候，可以抽出关节液，向关节腔里注入一些长效激素，以缓解病情。激素只限于局部注射，建议患者平时尽量不要口服激素。

很多激素大家并不太了解。其实，很多镇痛药也含有激素，包括"泼尼松""地塞米松"等。所以，建议大家有病时应该及时到医院就诊，不要自己随便到药店买药，以免耽误病情。

🏷 如何选用非甾体消炎止痛药

非甾体消炎止痛药既有口服类，也有外用类。此类药物有很多种，每种药的起效时间、作用时间、持续时间都不一样。

有的药起效非常快，服用后15分钟就见效，但药效持续时间可能只有3小时；有的药起效很慢，要5~6小时才能起作用，但药效能持续两天。

所以，在选用止痛药时，如果觉得病情较轻，可以选用一些长效药，一两天才需要吃一次，这样比较方便；如果觉得病情较重，可以服用一些短效口服药物。

另外，还有一些人胃肠道不好，口服给药可能会给肠道带来刺激，可以选用肛门栓剂（如吲哚美辛栓），或者直接涂在皮肤上的药剂（如扶他林）。

用药并不是多多益善，很多人觉得各种药都少吃一点、多吃几种不良反应可能会小一点，实际上正好相反。

还有，不要随便停药换药，不要用一两天觉得不见效就停药换药。

医生提醒

如果刚开始吃1片不够，可以增加到2片。

按照说明书建议的最大剂量使用，用一个礼拜如果仍然没有效果，再考虑换用另外一种药。

不要频繁换药或者两三种合在一起用，这样只能增加药物的不良反应，不能增加疗效。

温馨提示：非甾体类消炎止痛药有很多不良反应，如容易引起胃肠道的溃疡、出血和心血管等疾病，所以不能长期使用。

🦴 如何看待保健食品

在门诊经常遇到一些老年人拿着药盒来咨询："这药是孩子从国外带回来的，说是可以营养软骨，上面写的全是洋文，我们也不懂。"

在国外，确实有一些保健食品在超市售卖，比如"氨基葡萄糖"，它是软骨修复过程中非常重要的成分，而这些成分在食物中很难得到，可以作为一种食品添加剂，用来进行针对性治疗。所以，针对有些保健食品，我们可以有选择性地使用。

关节在于省着用，饮食调养不可少

生命在于勤运动，关节在于省着用。在门诊，我们经常会对患者说："现在你的关节应该省着点用了"。保护膝关节不能等到有病再说，而应从中年做起。

"省着用"就是在日常生活中要注意活动的方式、方法，不要长期爬山，减少爬楼梯，避免蹲着擦地板等膝关节费力的动作。

在日常生活中，膝关节经常需要进行屈伸、负重活动，是极易受伤的部位。中年以后，膝关节老化，因为膝关节周围韧带及髌骨软骨的寿命已到，关节炎已经产生，时常会出现酸痛的症状。

🦴 生活起居学问多

患有膝骨关节炎的中老年人应尽量避免做下蹲、盘腿、下跪等动作，也不要坐比较矮的板凳，因为这些动作、姿势会对膝关节施加过度的压力，引起或加重关节的疼痛和酸软。

如果必须做下蹲动作，如使用蹲便器时，可以扶物借力，这样可以减少膝关节的受力，达到缓解疼痛的目的。去菜市场、超市买东西时最好拉上购物车，避免拎提重物，以免膝关节受累。

在气候变冷、季节交替的时候，中老年人特别是关节疾病患者要注意保暖，应该比正常人提早穿上厚衣服，避免关节受寒受凉。

中医讲"寒主收引、寒性凝滞"，寒冷可以使关节周围的血管收缩，影响关节的血运，还会引起关节的僵硬，使关节屈伸活动不灵活。所以，大家应注意，平时不要坐卧于阴冷潮湿的地方，夏季室内空调温度不要太低。

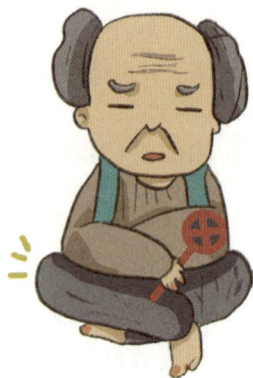

📿 上下楼梯有说法

患有膝骨关节炎的人应该尽量避免爬楼梯。如果患者住的楼房较高，而且没有电梯，那么平时应该怎样上下楼呢？记住一点：要"好上坏下"。

"好上"就是上楼的时候先迈健康的腿，然后再迈问题的腿，这样一步一步地上楼。

"坏下"就是下楼的时候有问题的腿先下，健康的腿再跟上来，这样一步一步地下楼。

上下楼梯时注意一手扶住护栏，慢步缓行，不要一次迈好几个台阶，等双脚站稳后再迈下一步。

📿 锻炼身体有讲究

膝关节是负重关节，很多中老年人因为害怕关节退变而排斥运动，这是错误的。长期缺乏运动不仅容易发生骨质疏松，还会降低身体的协调性和敏捷性，增加因摔倒而发生骨折的机率。所以中老年人应适当进行运动锻炼，选择符合中老年生理特点的锻炼方式。

首先，不建议患有膝关节病变的中老年人进行爬山活动，因为这会使膝关节损害进一步加重。在爬山过程中，上山时髌股关节面的压力很大；下山时膝关节要承受下冲的力量，而且需要多块肌肉来协调，维持身体平衡。身体重量完全压在一侧膝关节上，膝关节承受的压力是正常时的数倍，从而加剧关节退化。如果和家人出去旅游时，安排有登山的项目，最好准备登山杖，以减少爬山对膝关节的损伤。有条件的话，可以坐缆车上下山，既欣赏了美景又保护了关节。

其次，练太极拳应慎重。太极拳运动在我国历史悠久，是一项很好的保健强身的运动方式，深受中老年人喜欢。但是如果患有膝骨关节炎，打太极拳时就要慎重。因为练太极拳要扎马步，身体重心偏下，这一动作会使膝关节长期处于半蹲位，导致膝关节受力加倍，再加上太极拳动作缓慢，长期保持这一姿势容易导致髌股关节间磨损加剧而出现膝关节疼痛。

同样，2013年风靡全球的"骑马舞"也会引起膝关节的损伤，因跳此舞时双下肢呈半蹲位，而且还要反复弹跳，会使膝关节的关节面受到冲击、碰撞。曾经有许多大妈因跳骑马舞导致膝关节受伤，最后不得不去医院就诊。

对于膝骨关节炎的患者来讲，最好的锻炼莫过于游泳和散步，因为这些运动对关节的冲击力小，不会增加关节的负荷。

游泳时身体漂浮在水中，身体与地面基本平行，膝关节不承受身体的重量。这样既能保证全身关节的活动和肌肉力量的锻炼，同时还能带动心、肺等重要脏器一起锻炼，增强身体素质。

散步应选择比较平坦的路面，步伐不宜太快，保持正常行走速度即可。

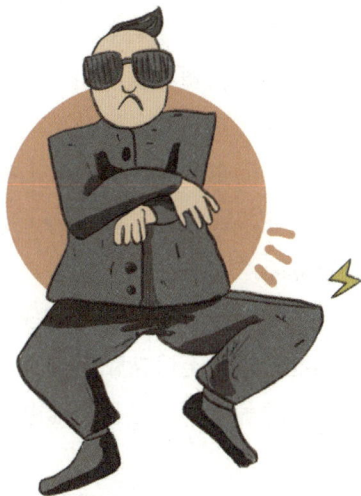

🩸 合理饮食，瘦身减肥

前文已提到，肥胖是引起膝关节病变的重要因素。谈到肥胖，就要涉及一个永不过时的话题——减肥。

对于身材肥胖的膝骨关节炎患者，减肥是治疗膝关节病、改善症状的关键，同时还能降低膝关节病情恶化的风险。减肥方式应以游泳等有氧运动为主。

需要注意的是，如果在膝关节病出现症状后才开始减肥，通常不会有明显效果。对关节疼痛明显、活动能力减弱的肥胖型患者来说，想通过运动达到减肥目的几乎是不可能的，只能通过调节饮食方式来减肥。

饮食减肥，应做到调整饮食结构，科学饮食。

首先，要适当控制饮食总热量，每天减少进食量，特别要控制进食淀粉类食物的数量。

其次，减少对脂肪的摄入量。动物脂肪里含胆固醇高，进食过量会导致动脉血管硬化；植物油中富含大量不饱和脂肪酸，经过氧化会出现老年色素沉着，加速衰老的进程。

根据中年人的生理特点，科学的饮食结构如下。

每天食用 400~500 克粮食、100 克动物性食品、250 克牛奶或者 1 杯豆浆、40 克豆类制品、500 克青菜、20 克植物油，这些食物足可以提供一个中年人一天所需的能量。当然，重体力劳动者可适当加量。

中年人的合理饮食，除适当限制粮食类、甜点类、纯糖和脂肪的食物，对蛋白质的摄取也要注意质和量。

在质量方面，要在可能条件下注意选用营养价值比较高的食物，比如奶类、蛋类、鱼虾类、瘦肉类、豆类和豆类制品。

在数量方面，要按每人每天的需要量吃，不要采取那种打牙祭临时改善的吃法。

同时，还要注意多吃些新鲜的蔬菜和水果，蔬菜和水果可以供给丰富的维生素、无机盐和纤维素。其中，维生素、无机盐是调节生理功能所必需的营养素，纤维素能促进肠道蠕动，帮助消化和排泄。

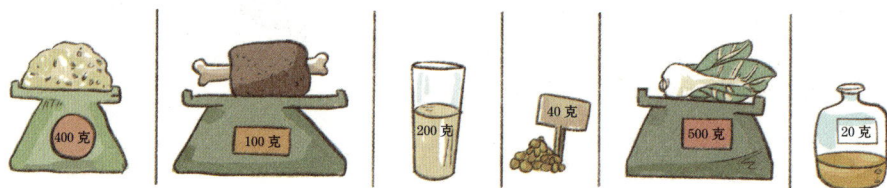

骨关节炎患者为何能"收到"天气预报

　　骨关节炎患者在阴雨天或暴风雪来临之前，常常会感到全身酸楚不适，关节疼痛加剧。因此，许多有经验的患者能够预知天气的变化，堪比中央气象台天气预报。难怪有些患者自嘲道：我的身体就是"气象台"。天气变化为什么会影响骨关节炎患者呢？

　　正常人体对于外界气候的变化具有灵敏的调节功能。骨关节炎患者中，80%~90% 的人对气候是敏感的，10%~20% 的人不受影响，至于反应大小，也因人而异。

　　科学研究表明，湿度的增加和气压的降低，都会对关节炎患者产生有害的影响。患者的反应与气压和湿度波动的幅度，变化的速度、频率成正比。

　　每当外界的湿度升高、气压下降时，细胞内的液体就开始渗出，人的排尿量也随之增加；而湿度降低、气压升高时，液体就滞留在体内的组织间隙中。这种液体的转移是机体细胞对外界环境发生变化时的一种适应手段。

　　而关节炎患者由于关节组织的病理性改变，调节功能失常，以致病变组织不能随着外界气候的变化而将细胞内的液体排出，导致局部细胞内的压力高于周围的正常组织，从而引起疼痛和局部肿胀。

　　天长日久，患者就积累了经验，每当出现关节疼痛或疼痛加剧时，他们就会说："又要变天了。"

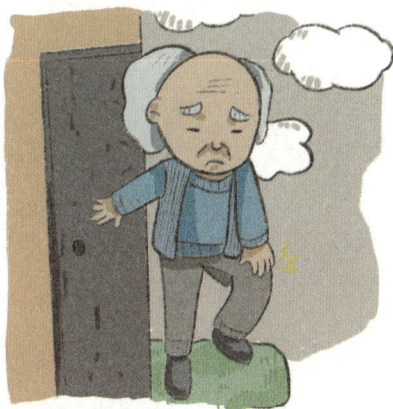

第四节

股骨头坏死，架起你的拐杖来

　　髋关节是一个"球窝"关节。股骨头位于大腿股骨的上端，被包含在髋关节的窝内。

　　股骨头一方面能够承受外部巨大的压力，因为髋关节是人体最大的承重关节，是最强壮的劳动力；一方面却又十分脆弱，娇气无比，小到先天发育不良，大到股骨头坏死。真可谓"外强中干"，问题不断。

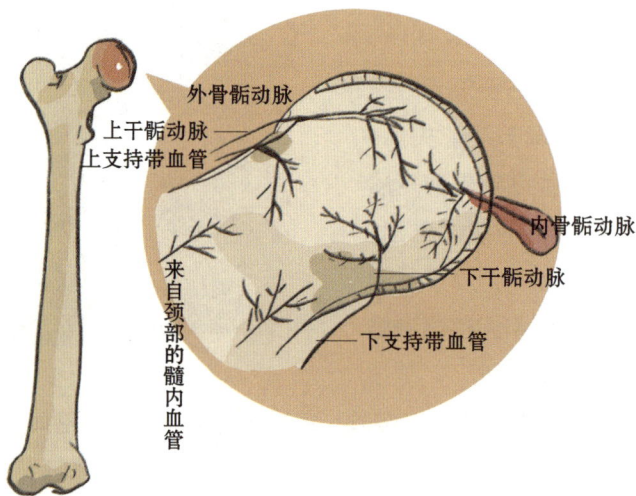

外骨骺动脉

上干骺动脉
上支持带血管

内骨骺动脉

下干骺动脉

来自颈部的髓内血管

下支持带血管

　　股骨头坏死全称为"股骨头缺血性坏死"。股骨头的供血出现障碍就会造成骨坏死。多数股骨头坏死与股骨颈骨折、过量糖皮质激素的使用及长期酗酒有关，也有少部分患者找不到发病原因，即特发性股骨头坏死。

股骨头坏死，这些都是罪魁祸首

激素的不良反应

长期使用或间断性大量使用皮质类固醇激素，会造成脂肪堵塞血管通道血管收缩、缺血，导致股骨头坏死。从临床来看，大多数时候是因为其他病情需要或为了抢救生命而必须使用皮质类固醇激素，当然也有少数属于滥用和误用。

股骨头坏死主要与使用激素的剂量、时间和品种有关。

一般认为，股骨头坏死的发生与激素药物的总剂量有关。由于使用激素导致骨坏死的患者，所使用激素超过了人体正常生理需要剂量，但由于个体之间存在明显差异，对激素的适应量也不相同。因此，究竟多少激素剂量为机体超负荷量，很难确定统一的标准。

从激素类药物的品种上讲，以"泼尼松"发病率最高，其次为"地塞米松"，因为长中效激素比短效激素应用广，在体内蓄积时间长，这种超生理剂量应用容易诱发股骨头坏死。

另外，股骨头坏死与使用激素的剂型和投药途径有关。针剂比片剂的发病率高，静脉或硬膜外给药则更高。髋关节周围穴位封闭或关节腔内注射时，股骨头坏死的发病率高，病情严重，发病间隔短。这与药物在体内吸收充分、发挥效应彻底有关。

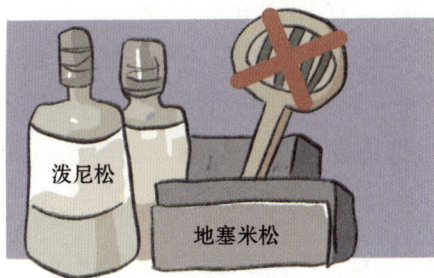

泼尼松

地塞米松

美酒有毒

每逢新春佳节，亲朋欢聚，大家都会喝上几杯，这是人之常情。但

53

若长期嗜酒，经常醉倒，不仅有失体面、伤身坏体，还容易诱发股骨头坏死。

中医认为：酒，味甘苦辛，性温，入心、肝、肺、胃经，有通血脉、御寒气、行药势的功效，可用于治疗风寒痹痛、筋脉挛急、胸痹等症。如此看来，适量喝一点儿酒，确实对健康有益，但不能过量。正如《养生要集》上所说："酒者，能益人，亦能损人。节其分剂而饮之，宣和百脉，消邪却冷也。若升量转久，饮之失度，体气使弱，精神侵昏。宜慎，无失节度。"

在各种股骨头坏死的病因中，慢性酒精中毒是一个重要因素。根据针对200名患者的统计报告，每天喝250克白酒，历时十年左右就可能出现股骨头坏死。有些中青年患者，忙于应酬，天天饮酒，每饮必醉，五六年就出现了股骨头坏死。

🦴 骨折后遗症

股骨颈骨折后，特别容易继发股骨头坏死。很多患者没有这方面的医学常识，也没有这方面的思想准备。他们不知道，刚从股骨颈骨折的痛苦中摆脱出来，骨折还未完全愈合，很可能又会面临股骨头坏死的折磨。

股骨颈骨折经过手术固定、药物治疗、扶拐保护后，骨折终于愈合了，有人认为该松一口气了，于是马上扔开拐杖。结果好景不长，大胯、大腿和膝盖又开始痛了，这就是股骨头坏死的早期信号。

任何一种有活力的组织，在遭到巨大的或连续不断的创伤后，都会造成血管组织损伤，并损害其所供应的组织细胞活力。股骨头坏死的信号一旦出现应及时到医院就诊，拍双侧髋关节正侧位X线片进行对比，有条件的一定做核磁共振检查。它对早期股骨头坏死可以提供最敏感的影像。特别是当出现膝部及大腿内侧疼痛的时候，就应该想到髋关节是否出现了问题。

治疗保健两不误，告别股骨头坏死

很多股骨头坏死患者对自己的病情不了解，当腰、胯、腿等关节出现疼痛时，会误以为自己患了风湿。因为很多股骨头坏死的患者在天气变化时病情会加重，髋部疼痛难忍，两条腿冰凉，借此误以为自己是关节风湿，于是服用激素进行治疗。结果病痛缓解了，股骨头坏死却越来越严重。

为什么股骨头坏死的患者在天气变化时疼痛会加剧呢？这与潮湿、寒冷两方面的因素有关。

> 潮湿会造成臀部、腿部等处的皮肤呼吸代谢功能失调，局部组织血液循环缓慢，从而引起微血管充血、瘀血、渗出增加，使患者的症状加重。
>
> 寒冷主要是通过收缩臀部和腿部的血管，造成髋部瘀血、缺血、水肿等血液循环障碍，使得疼痛更加明显。

从中医的角度来看，风寒湿之邪侵袭人体，会导致经络不通，气血运行受阻，不通则痛。寒主收引，当气候变化，阴雨、风雪来临时，肌肉就会紧张痉挛。

所以，当出现腰腿关节疼痛时，不要乱吃药，应该找医生进行咨询。

另外，股骨头坏死的患者不能在寒冷的地方久坐或睡觉，冬天要注意保暖。平时的工作和生活环境尽量要保持干燥，避免寒湿侵袭。

血管通了，骨头活了

大树生长需要树根不断地供应能量，骨骼生长需要血液不断地供应营养。只有血管畅通，才能保证血液供应充足。如果血管堵塞，就会出现股骨头坏死病症。那么，怎样才能疏通血管，保障血液的充足供应呢？

"介入疗法"就是疏通血管的一种治疗方法。对患者实施局部麻醉后，通过 X 线的引导，在大腿根股动脉处插入通向股骨头的管，将中西药物注入股深动脉的旋股内支和旋股外支以及髂内动脉臀内支，以疏通阻滞的血管，重新建立血管网络。

疏通血管

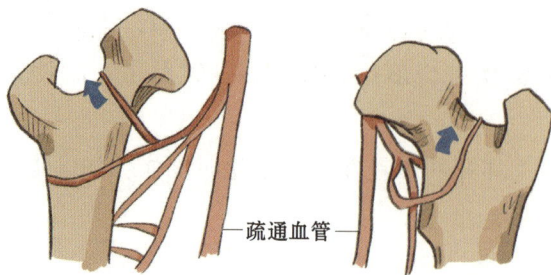

血管通了，坏死骨周围活骨区的血管就会向坏死区逐渐长入，长入推进的快慢取决于血液供应是否充足。血管进入死骨区，带进了新的骨细胞，并对死骨进行替换，使股骨头坏死进入修复期。

如果骨坏死范围小，血管通畅，供血充分，成骨活跃，早期就可以有很好的治疗效果。倘若骨坏死范围大，供血不足，成骨能力差，股骨头坏死的病变就会不断加重。

架起你的拐杖来

很多人认为，拄拐杖是残疾人的象征。很多患者也不理解拄拐杖的问题："我走得好好的，为什么要拄拐杖？""我按时吃药就得了，不要用拐了吧？"。

在这里，可以明确地告诉患者：双拐可以减轻股骨头的承重压力，是防止坏死股骨头塌陷的一个非常重要的工具，股骨头坏死患者必须架起拐杖。

虫蛀、腐朽的木头是不能支撑房梁的，同样，坏死的股骨头是不能支撑体重的。在这种情况下，只能依靠双拐来分担一部分重量，以减轻股骨头的压力。

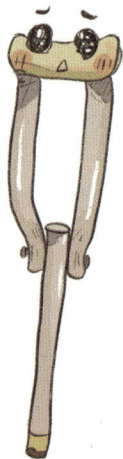

使用拐杖的技巧

走平路时，可以先出双拐，再迈患肢，患肢不宜超过双拐，最后健肢跟上；也可以先把左拐前移，后迈右下肢，再前移右拐，最后迈左下肢，即四点步态法。

上楼时，应该先迈上健侧下肢，后迈患肢，最后双拐再上去；下楼时，应该先让双拐下，再下患肢，最后下健肢。

如果需要使用单拐时，切记必须把拐杖放在健侧腋下，并与患肢同时行走，这样可以消除患侧臀肌疲劳，减轻患髋的受力，并增加稳定性。

如果需要使用手杖，应注意手杖的高度，不能高于本人的股骨大转子（股骨粗隆顶端）。

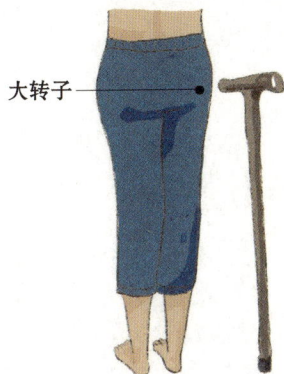

大转子 ————

遵循动静结合原则

扶拐行走，目的是帮患病的髋关节分担压力；轮椅代步，也是为了避免股骨头受压塌陷。

但时间长了，新的问题就会出现：有的患者腿变细了，有的患者关节不灵活了。所以，要注意遵循局部与整体、动与静结合的原则，在保护好股骨头、减少髋关节负重的同时，还必须防止肌肉萎缩、肌张力失衡，保持关节功能的改善和恢复。

事实上，我国传统医学的功能疗法起源很早。春秋战国时期，中医就已经认识到导引、练功有行气活血、防病治病的作用。《吕氏春秋》里有"行不动则精不流，精不流则气郁"的论述；长沙马王堆出土的《帛书导引图》载有丰富多彩的练功招式；汉代华佗"五禽戏"也有古代导引术的基础身形。

对于股骨头坏死的患者，不能强调"静"而忽视"动"。为了防止肌肉萎缩、关节粘连，在不负重的前提下，髋关节周围肌肉可通过做屈伸、外展、内收、内旋、过伸等运动来达到动静相宜的目的。

第三章 肩周炎，五十 方知双肩重

肩关节是人体活动范围最大、转动最灵活的关节，可以做前屈、后伸、外展、内收、外旋、内旋六个方向的活动。

双肩健康关乎全身，肩周疼痛很可能会使心肺功能受到影响，出现一系列身体不适，比如头痛、颈痛、胸闷等。

有关肩周问题的原因和缓解方法将在本章为大家呈现。

肩周炎是炎症吗

肩关节周围炎简称肩周炎，一个"炎"字，常使人误认为是肩关节发炎了，需要口服消炎药或者注射抗生素。

其实并非如此，因为肩周炎并不是由于细菌侵入引起的，而是累及肌肉、韧带、关节的无菌性炎症，是一种表现为肩痛及运动功能障碍的骨科疾病。

肩周炎的概念，有狭义和广义之分。广义的概念包括肩峰下滑囊炎、冈上肌腱炎、肩袖撕裂、腱鞘炎、冻结肩、肩锁关节病变等多种疾患；狭义的肩周炎指冻结肩，就是俗称的"五十肩"。

何为冻结肩

冻结肩主要表现为肩关节疼痛、活动受限、怕冷、压痛等，病情严重时可能丧失活动功能，连简单的日常活动都很难完成。

要弄清楚冻结肩产生的原因，首先应了解肩部的解剖结构。肩关节的肱骨头大而圆，关节盂小而浅，就像一个盘子托着一个球，所以肩关节非常灵活，活动范围大。

肩关节周围覆盖着很多肌肉和韧带，这些软组织就像衣服袖子那样包围着整个关节，因此，有人把肩关节周围的软组织称为"肩袖"。

日常生活中，人的肩关节承担各个方向的活动任务，肩袖不断受到磨损，天长日久，肩袖就会发生退行性改变，也就是老化。变性的肩袖，就像衣服由新变旧一样，稍加外力就会撕裂损伤，因此肩袖的变性是产生肩周炎的重要内因。

有些肩部活动少的职业，比如伏案工作的绘图员、电脑工作者，长期保持一个姿势工作，肩部的某些肌肉容易疲劳，致使局部代谢产物积蓄，引起无菌性炎症，刺激神经末梢产生疼痛，进而引起肌肉痉挛，再加上外伤或者着凉，就会出现肩关节的疼痛和活动受限。

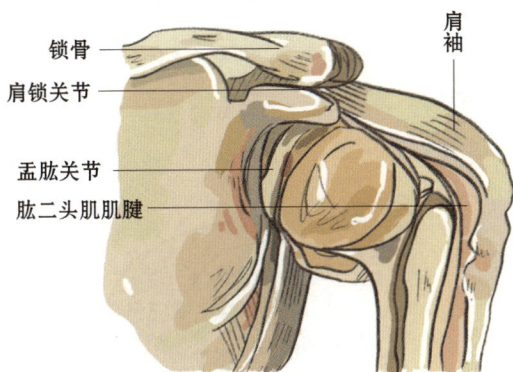

锁骨
肩锁关节
盂肱关节
肱二头肌肌腱
肩袖

自我诊断肩周炎

一个有心人可以成为自己的家庭医生，可以随时判断身体的各种病症。那么，怎样自我诊断肩周炎呢？

如果你已出现下述情况之一，就说明你很可能已经患上了肩周炎，应及时到医院检查。

如果你是 50 岁左右的人，当经常有一侧肩膀十分疼痛时，千万别不当回事，要认真对待。你可以先回忆一下，你的肩部是否受过外伤，最近是否受寒着风，或者平时是否缺乏运动；是否全身代谢一直不好，内分泌紊乱。

如果你的肩膀经常出现阵发性疼痛，阴雨天及劳累后疼痛感会加重，最近发展为持续性疼痛，尤其是夜里疼痛明显，根本睡不好，不能向疼痛的一边侧卧，疼痛性质为酸痛或钝痛，而且肩膀向外抬起、上举时疼痛加重；在某一个旋转动作时可能有撕裂样疼痛，难以忍受；按压会有明显的压痛点，压痛常见的部位有前侧的肱二头肌长腱沟、外侧的肩峰下滑囊、

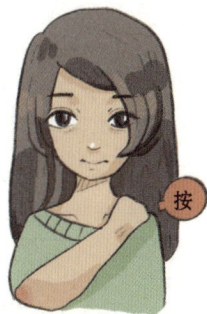

三角肌下滑囊等。

　　如果你的肩关节各个方向的功能活动出现不同程度的活动障碍，尤其是外展、内旋、外旋和上举活动受限最为严重；当你的肩关节外展时，肩胛骨会随着摆动而出现"扛肩"现象；而且梳头、穿衣、插手摸兜、摸背、便后擦肛等日常活动明显受限。

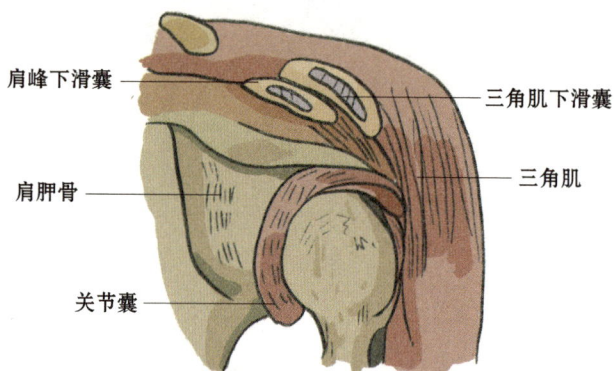

　　出现上述现象，你千万不能认为自己的肩膀还能动，只是不灵活了。实际上，你的肩关节功能已经严重受损，能动完全是靠周围关节的代偿作用。

　　当然，据此可以初步判断是否得了肩周炎，以便早日采取措施预防和治疗，但为了谨慎起见，遇到疑惑不解的问题，还应及时到医院检查。

肩周炎四大元凶，悄然来袭

肩周炎的诱发因素主要有寒、伤、静、老。

病因1　寒

寒冷是肩周炎的诱因之一。

寒指风、寒、湿等环境和外界因素的侵袭。

在门诊，我们经常会遇到一些肩痛的患者，他们在述说自己的病史时，常常涉及遭受风寒湿的经历。很多人是因为坐车开窗肩部受风，抑或是夏天吹空调受到冷风侵袭而发病；也有人因为袒裸肩臂，睡觉着寒，醒后便开始发病；还有冒雨淋水、睡卧湿地而发病；也有高湿度工作环境或冷库工作发病等。

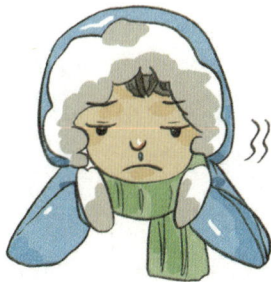

中医认为，寒冷及潮湿的侵袭，流注经络关节，使筋脉拘挛，肢体屈伸不利。肩周受寒即是如此，因寒凝血滞，气血受阻，不通则痛。

病因2　伤

创伤也是肩周炎的诱因之一。

创伤具体是指急性外伤的伤害性刺激、慢性疲劳损伤以及某些职业性的累积性损伤。

无论是超强度的外力损伤，还是没有精神准备情况下的突发外力作用，都可能导致肩部受伤。比如，在没有做好准备活动的情况下，猛然用

63

力投掷重物；或乘坐公交车，手拉吊环时，突然急刹车，都会使肩部受伤。

一旦肩关节周围的肌肉、韧带、肌腱损伤，局部可能出现充血、水肿、渗出，导致进一步病变。即使是慢性累积性疲劳损伤，受力在肩关节软组织强度范围之内，组织也会出现慢性疲劳，强度和韧性都会下降，虽然有的表面没有特殊变化，但内部的组织结构很可能已出现损伤。

病因3　静

长期静止少动也是肩周炎突发的因素之一。

静止少动主要指平时缺少体力劳动，缺乏肩臂肌肉的锻炼。大家可能存在这样一个误区，认为肩周炎是由于长期肩臂劳动累伤的，实则不然。

研究发现，肩部经常受力而得到锻炼的体力劳动者和某些体育运动员，肩部肌肉发达，肩部的软组织坚韧且富有耐力，协调运动配合良好，虽然长期劳累，但不易患肩周炎。

相反，某些非体力劳动者，例如厨师、教师、驾驶员、会计以及某些机关干部等，由于很少参加体力劳动，肩臂部肌肉缺乏锻炼，周围软组织缺少耐力。再加上其工作性质的特殊性，比如厨师颠大勺、教师写教案和板书、驾驶员要紧握方向盘，肩臂肌肉经常处于紧张状态，虽然没有重力牵拉，但因持续的紧张运动，难免疲劳，以致到老年期后，会出现累积性的劳损，肌腱和韧带会明显退化、变性。一旦肩周组织发生退化，即使偶然的轻微牵拉或挤压等刺激，也有可能诱发肩部软组织的炎症，产生水肿、充血、渗出等。

此外，肩膀骨折脱位后也容易得肩周炎。人的肩部和上臂经常受到损伤而发生骨折脱位，这些损伤在采取不同的固定方法后，很多人骨折长上了、脱位回去了，肩膀却不能动了，于是出现肩关节功能障碍的后遗症，就是常说的外伤性肩周炎或者是继发性肩周炎。

　　还有一种可能就是，肩部骨折、脱位复位固定以后，患者因为疼痛和害怕骨折再次错位，常常不敢活动，肩关节长期处于静止状态，同样可能引发肩周炎。

病因4　老

　　肩周炎的发生与年龄因素有一定的关系。

　　"老"是指骨骼和软组织出现老年性退行性改变，出现肌腱、韧带的老化变性和骨质增生。

　　研究认为，50岁左右是人类生命周期由壮年向老年退化的阶段。在此阶段，神经系统和内分泌系统功能失调，性腺功能明显衰退，由此极易产生生理上和心理上的不适应，出现所谓的"更年期综合征"。

　　人到老年，由于骨质疏松，肌肉松弛无力，年老体衰，体力活动减少，肩部运动量也小，又由于神经系统和内分泌系统功能紊乱的影响，使血液循环进一步减慢，大部分毛细血管网关闭，血液供应差，导致肩部软组织新陈代谢衰退。因此，较弱的刺激也可能导致软组织的变性、炎症。

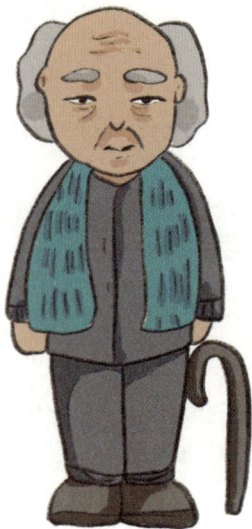

遵循三原则，告别肩周炎

通过上文的内容，相信大家对肩周炎的病因以及如何判断肩周炎已有了初步的认识。那么，如何尽快解除病痛，恢复肩部功能？

原则 1 慎避风寒，顺应自然

大自然的气候变化无时无刻不在影响人类的健康。然而，优胜劣汰，适者生存。尽管人体适应环境的能力经历了沧海桑田的磨炼，但在面临一些突发性的超出机体适应能力的环境变化时，机体仍然会受到不同程度的伤害。

《内经》讲"虚邪贼风，避之有时"，这一养生原则告诉我们，应该多了解大自然的属性，既要适应正常的自然变化，又要适应异常的气候变化，避免风寒湿邪对人体的侵害。因此，平时注意调适，避寒保暖，对抵御外邪、预防发病、巩固疗效和减少复发至关重要。

温馨提醒

1. 睡觉时要盖好衣被，避免肩部当风受寒。
2. 在空调房里，调节温度不要太低，避免冷风直接吹向颈肩部。
3. 外出旅游时，不要长时间坐卧潮湿之地。
4. 乘坐汽车时，肩膀避免窗风刺激，注意肩部保暖，可佩戴护肩。

原则 2　加强防护，避免劳伤

肩部应避免过度疲劳，否则容易导致肩部软组织的慢性疲劳和损伤。

在工作时，应保持正确的劳动姿势和工作体位，防止慢性积累劳损。在日常生活中，也应该注意自己的站姿和坐姿，因为不良姿势是引发肩周炎的重要因素之一。

一旦造成肩部损伤疼痛和功能障碍，应尽早合理、积极地接受治疗，以预防肌肉萎缩、关节粘连等并发症的发生，降低致残率，达到"既病防变、防微杜渐"的目的。

原则 3　功能锻炼，动静结合

"流水不腐，户枢不蠹。"无论在治疗期间、恢复期间，还是在康复后都要加强功能锻炼。

我国传统的养生保健方法如太极拳、五禽戏、八段锦等，都能增强体质和抗病能力，对防止肩周炎的发生和复发有重要意义。如果不进行积极合理的功能锻炼，即使粘连已经松解，肩关节仍处于固定状态，还可能引起新的粘连。

但是，功能锻炼并不意味着随意进行拉伸活动，特别是在急性期，必要时还须用三角巾制动。所以，肩周炎的功能锻炼应辨证施法，注意循序渐进、动静结合，持之以恒。

用手臂甩掉肩周炎

散步时将手臂甩起来不仅可以增强骨骼功能，还能起到预防肩周炎的作用。

正确的甩臂动作为：肩部放松，两臂各弯曲约成90度，两手半握拳，自然摆动，前摆时稍向内，后摆时稍向外。摆动的幅度不要太大，用力不要过猛。散步速度以每分钟60~90步为宜，每天不超过半小时。

第四章
关注手肘关节，恢复一双灵巧的手

人的手由 27 块骨骼构成。其中，腕骨 8 块，掌骨 5 块，指骨 14 块。这些骨骼由肌肉、韧带、关节囊等连接，以适应广泛多变的运动需要。

那么，应该怎样保护双手，让它不受损伤呢？怎样才能恢复一双灵巧的手呢？

网球肘

网球是现代运动中最为时尚的运动项目之一，不少青年朋友都很喜欢这项运动。然而，大家在网球场上尽情挥洒汗水、享受运动的时候，网球肘很可能已经悄悄地盯上了你。

网球肘就是平时所说的"胳膊肘疼"。这种病并不严重，采取中医疗法，辅以平时的运动以及保护，就可以解决病痛。下文将为大家介绍一些理疗康复的办法。

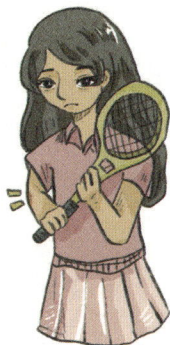

网球肘偏爱这些人

"网球肘"在医学上叫作肱骨外上髁炎，病变主要发生在肱骨外上髁周围附着的肌肉、筋膜、韧带、滑囊等软组织上，表现为肘外侧疼痛，最常见于网球运动员，因此而得名。

人们在打网球时，因为握网球拍时手臂过分收缩、紧张，长期重复伸腕挥臂会导致肘部疼痛无力，酸胀不适，不愿活动。若不注意，肌肉韧带状况很容易退变，极有可能造成肌肉用力不平衡，柔韧性下降，肌腱变性、退化或撕裂。严重时疼痛会向上或向下放射，手不能用力握物，阴雨天时疼痛亦加剧。

然而，网球肘并不只是网球运动员的"专利"，不打网球的人同样有患病的危险。

一般来说，长期从事车工、钳工、搬运工、木工和电工等工种的人容易出现肘外侧疼痛，他们每天都在使用胳膊干活，天长日久，特别是习惯用力的右臂就会受到损伤或劳损。当然，乒乓球、羽毛球运动员和一些小球类运动业余爱好者更是此病的高发人群。

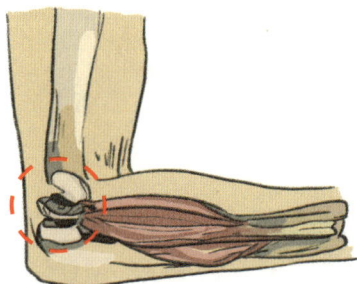

网球肘疼痛点

另外，家庭妇女每天从事家务劳动，几乎天天都要洗衣服、拧衣服，手臂长期劳损，再加上冷水的刺激，也就成了网球肘的光顾对象。

还有那些经常写字、刻字的人，由于前臂肌肉持续性紧张，得不到休息，肘部也容易感到疲劳、疼痛，出现网球肘。

远离网球肘，防寒防劳是关键

生活、工作中要有针对性地预防网球肘的发生，不要长时间持续进行同一劳动动作，特别是前臂用力的动作。要学会两手交替进行，避免突然用力而做旋转前臂的活动。

在进行网球、羽毛球等体育活动时，要做好充分的准备活动以放松肌肉，避免肌肉、韧带牵拉或撕裂。

此外，网球肘并不只是运动过量的产物，即使平时手臂不常活动的上班族，同样也有患病可能。

李女士是一位公司白领，年底工作较为忙碌，无奈之下不得不连续加班。一连几天写、算、敲打键盘。一天，李女士加完班后打车回家，从车窗透进来的冷风直吹着胳膊肘，她当时没注意，第二天一觉醒来胳膊就疼得不能动了，后经医生确诊为网球肘。

因此，在预防网球肘时，还要记住夏天不可直吹空调、风扇，坐车当心窗风侵袭，外出旅游不要睡卧潮湿之地等。

总之，防止网球肘病发的根本在于注意生活细节，防寒防劳。

传统疗法：中医理疗轻松治

🦴 隔姜艾灸

准备材料：先把鲜生姜切成半厘米厚的薄片，然后用锥子在姜片上刺几个小孔；再到药店买根艾卷，做成小的圆柱体。

治疗时，先用生姜擦胳膊肘外侧，再把带孔的生姜片放在肱骨外上髁痛点处，将艾炷放在生姜片上用火点燃，烧完以后再换1炷，这叫1壮。每天1次，每次7壮。一般治疗后局部皮肤会稍稍发红，注意不要烫伤。

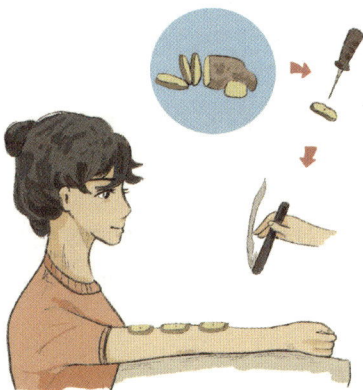

🦴 中药熏洗

取中药川乌、草乌、半夏各15克，川椒、苏木、南星、细辛、桂枝各12克，放在盆中，用水煎煮20分钟，就可以熏蒸胳膊肘；等药水的温度下降后，再洗患处，一边洗一边揉，分筋理筋，使粘连的组织得到松解。一般每天2次，每次20分钟。

🦴 药酒外敷

白酒500克，取中药桃仁、红花、当归、血竭、乳香、没药、川乌、草乌、徐长卿、甘草各25克，生姜5克，用白酒密闭浸泡中药；1周后滤汁，再加入樟脑 5 克，水 50 克。每次用纱布浸泡药酒外敷胳膊肘外侧，外层用热水袋加热，每晚 1 次。

推拿按摩

用一只手的手掌在肘外侧缓慢揉动、快速擦动，使局部发热；再把拇指和四指分开，连续捏拿前臂外侧肌肉，可以疏通肌肉紧张，缓解痉挛；最后五个手指并拢呈梅花形，叩击肘外侧肌肉。这些手法每天 1 次，每次 20 分钟。

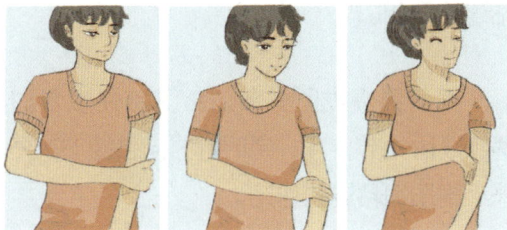

木棒叩击

自制一根长 30 厘米、直径 4 厘米的圆木棒，两头做成光滑的圆头。每天用木棒叩击胳膊肘及前臂外侧的肌肉，还有手三里、曲池、外关等穴位，疏通经络，驱除瘀滞。

当然，这些方法不一定全都用上，你可以挑选其中的一两种，简单方便，在家里就可以进行康复理疗。

但是，如果疼痛严重，最好到门诊就医，必要时需要进行"铍针松解"治疗，即用铍针，在治疗部位剥离一下，不出血，不用缝针。一般来说，一两次就会见效。

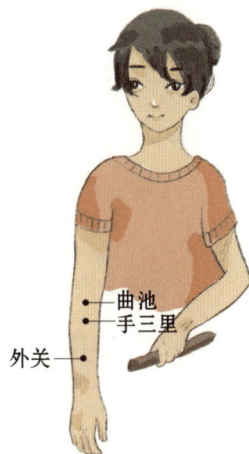

曲池
手三里
外关

辅助疗法：家庭按摩疗效好

除去药物治疗，缓解网球肘最简单的办法，就是在家里做按摩，可以找家人帮忙，这既不受时间、场地的限制，也方便实惠，大家不妨也学一些。

松筋法　按摩肘外侧肌肉 5~10 分钟，舒松肌肉紧张，缓解痉挛疼痛。

刮筋法　在肘关节外侧相应痛处，以拇指指峰垂直于皮肤，刮痛点 5~7 次即可。用力程度以患者能够耐受为度，有松解粘连的作用。

摇肘法　用两手握拢肘关节，腋下夹住患者的手掌固定不动，两手摇肘关节，顺、逆时针方向各摇 20 次，起到松解肱骨外上髁周围粘连的作用。

扳肘法　一手握住患者腕部，另一手托住肘后部，使前臂屈肘、旋前，突然伸直肘关节，多可听到清脆的响声，然后患者屈肘、旋后，掌心向上，使肘关节伸直，也可听到清脆的响声。

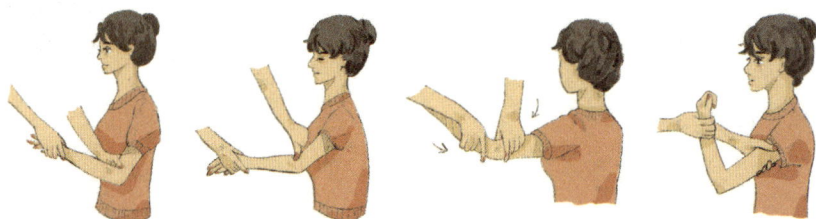

松筋法　　　　刮筋法　　　　摇肘法　　　　扳肘法

此外可以自己动手按摩肘部，亦可达到预防网球肘的效果。具体如下。

　　甩肘法：每天做屈肘、旋前伸直，再屈肘、旋后伸直的活动。每天 1 次，每次 10 分钟。

　　搓肘法：两手交替搓捋肘外侧肌肉，感觉局部发热。每天 1 次，每次 10 分钟。

　　叩击法：五指并拢呈梅花形，叩击肘外侧肌肉。每天 1 次，每次 5~10 分钟，以局部有热胀感为好。

第二节

手机肘

听说过网球肘、高尔夫球肘，你是否听说过"手机肘"？顾名思义，手机肘就是使用手机导致的肘部疾病。

手机肘的庐山真面目

手机肘属于肘部损伤，是尺神经在肘部尺神经沟内受压产生的一系列症状体征，发病率仅次于腕管综合征（鼠标手）。

手机肘患者常有肘关节外伤或脱位病史，典型临床表现为小手指及无名指感觉减退或异常，而前臂内侧感觉正常。

手机肘易造成骨间肌萎缩，病程长者伴有爪形手畸形。

要弄清楚手机肘的来龙去脉，首先得认识肘管这一结构组织。

肘管是一个骨纤维性管道，尺神经在肘管里面。其实，大家都有不小心碰到肘后"麻筋"的经历，这个麻筋就是尺神经。

你可以试着回想自己举着手机通话时的情形：

肘关节屈曲时，肘管容积减小，压迫并刺激肘管内部通过的尺神经，长时间手臂弯曲，会阻碍末梢血管的供血，造成尺神经的"短路"，就会出现第四、五指的感觉及运动异常，严重者甚至无力打开瓶盖，也无法执笔写字或敲击电脑键盘等。

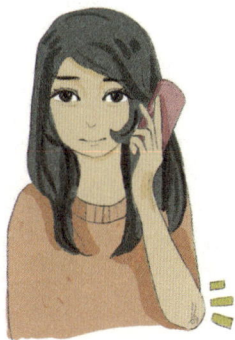

75

怎样有效避免出现手机肘，最简单的办法就是每过一段时间换只手打电话或使用免提设备。

手机肘缘何而来

手机肘的发生，归根结底是尺神经受到刺激和压迫所致，有很多种原因都可以导致尺神经的机械性卡压和磨损，从而出现功能障碍。

最常见的发病原因是肘关节局部的创伤和劳损。

其次，肘后内侧各种损伤和慢性劳损会使局部软组织发生病变，导致肘管进一步狭窄而压迫磨损尺神经。

再次，由于职业原因导致的劳损，如运动员、司机、体力劳动者、长期伏案工作的办公人员等，这些人群的肘关节长期处于屈曲劳损状态；睡眠习惯不良，展肩、屈肘、手垫于枕下长期压迫肘部等都是很常见的原因。

因此，在日常生活中，应该注意避免外伤，防止肘部骨折或软组织损伤。而且应注意自己的职业性质，不能长时间保持一个姿势，应适时运动肘关节，以避免其患病。

手术治疗：为尺神经"搬家"

鉴于手机肘的发病是由于尺神经在狭窄的肘管里受到压迫所致，那能不能将肘管打开，让它变宽阔？或者帮尺神经搬离那个狭小的"家"，为其重新"安家立业"？答案是肯定的。

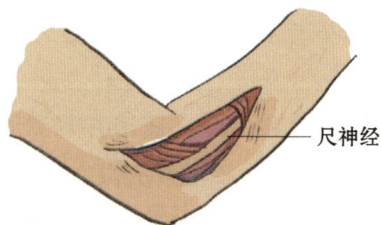

尺神经

治疗手机肘时，首先要考虑非"搬家"治疗，也就是保守治疗。

患者可以采取如下方式来缓解尺神经的压迫感。

1

尽量保持肘关节伸直。

2

避免手臂在胸前交叉到对侧。

3

调整工作环境，不必再屈曲肘关节超过 30 度，并保持腕关节于中立位。

4

考虑在夜间使用支具，用毛巾缠绕在肘关节周围的简单方法，也可使肘关节保持伸直。

5

运动时使用肘关节保护装置，减少肘关节撞击。

　　如果上述做法不能缓解症状，特别是肌肉萎缩和麻木感持续存在，可以采用类固醇激素局部注射来减轻肿胀和压力。此外，营养神经类药物及针灸治疗在一定程度上也可以缓解症状。

　　保守治疗无效时则需要手术治疗，最常见的手术方式就是将尺神经前置，为尺神经重新安个家。术后多能较快恢复正常感觉，但已萎缩的肌肉却较难恢复正常体积。手术后同样要注意接受相应的康复治疗，以利于早期恢复。这类康复治疗主要包括如下。

1

经常活动患肢手指，防止关节僵硬。

2

术后应遵照医嘱，长期应用神经营养药物，促进神经再生。

3

肘关节一般固定 3~6 周，去除固定后逐步伸直操练。

4

在神经再生过程中，可同时进行物理治疗。

鼠标手

"鼠标手"的医学专有名称为"腕管综合征"，它是继"颈椎病"之后最常见的现代文明病之一。

"鼠标手"一词形象地再现了 IT 行业从业者及"网虫"群体的生存状态。由于反复敲击键盘、移动鼠标，腕关节在长期密集反复的活动中不断磨损，使得腕管内的压力增高，压迫腕管内正中神经而发生病变。

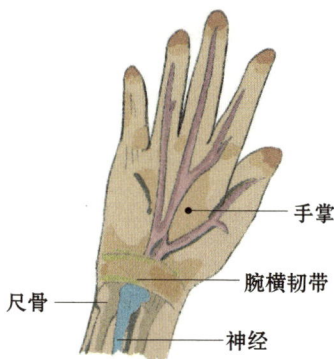

手掌
腕横韧带
尺骨
神经

要弄清楚鼠标手的来龙去脉，首先得先认识腕管这一结构组织。

腕管是由腕横韧带与腕骨沟共同构成的骨 - 纤维管。

正中神经来源于颈椎，其支配的感觉部位分布于手掌及手指周围。所以鼠标手患者的典型症状就是拇指、食指、中指三个手指指端麻木、疼痛。

你是鼠标手吗

大家可以自测，如果你的手腕存在下述症状，你很可能已经患上了鼠标手。

1. 患者首先感觉到腕部、手掌面、前臂和手肘僵直、酸痛、不适，拇指、食指和中指指端麻木、疼痛。有些患者还伴有肿胀，灼痛较厉害，伸展拇指时不自如，手指和手部都软弱无力。

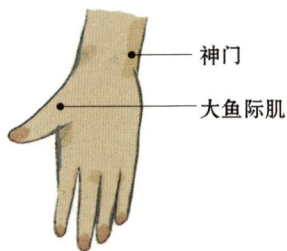

神门
大鱼际肌

2.一部分患者会因长期病变而导致拇指下的"大鱼际"肌肉出现萎缩，甚至会出现间歇性皮肤发白、发绀，再发展就可能会出现拇指、食指发绀，指尖坏死或萎缩性溃疡，成为不可逆的改变。

3.手部各部位协同工作能力降低，持物无力等。

4.夜间或清晨疼痛症状加重，常常因入睡后数小时出现麻木或烧灼痛而致醒，白天活动或适当抖动手腕时症状可以减轻。

5.疼痛放射至肘、肩部、背部和脖子。

此外，教你两个诊断鼠标手的方法。

屈腕试验：屈肘、前臂上举，双腕同时屈曲 90 度，1 分钟内患侧就会诱发出正中神经刺激症状，阳性率 70% 左右。

Tinel 征：用另一手指指端叩击腕横纹正中产生中指串痛，基本可以确诊就是"鼠标手"了，需要及时治疗。

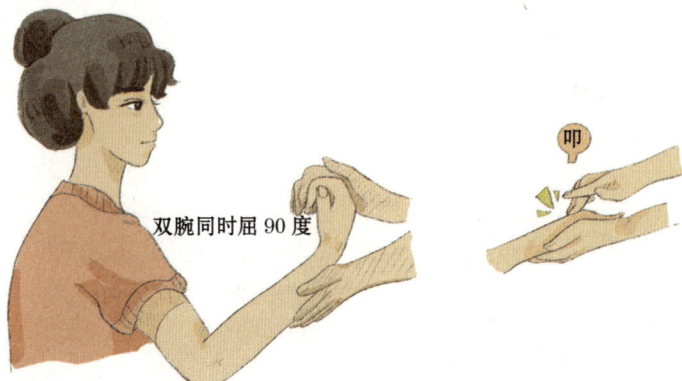

双腕同时屈 90 度

叩

女性更容易患上鼠标手

鼠标手易患人群为手部劳动频繁者，多发于长期使用鼠标者、长期颠勺的厨师等；同时，还有木工、挤乳工、书法家、画家、音乐指挥家，以及提琴手、钢琴师、胡琴演奏家、雕刻家、家务繁重的中老年女性和哺乳期女性等。随着开车族的日渐增多，方向盘也成为一大"腕管杀手"。

女性是鼠标手的最大受害者，其发病概率大约是男性的 3 倍，好发于 30~50 岁这个年龄段，其中双侧发病为 30%，而绝经期女性又占双侧发病的 90%。

原因 1 女性的骨骼要比男性小，手部的腕管先天发育较男性细，腕部的正中神经更容易受到压迫性损伤。

原因 2 女性较多从事烦琐、细碎、需要手部频繁劳动的工作。

好习惯赶走鼠标手

腕管综合征属中医"筋伤"范畴，因"劳作过度，积劳伤筋，或受寒凉，致使气血凝滞，不能濡养经筋"所致，故适当的关节制动，配合自我功能锻炼对防治疾病很有帮助。

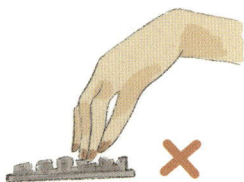

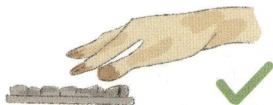

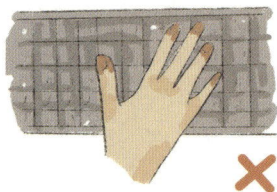

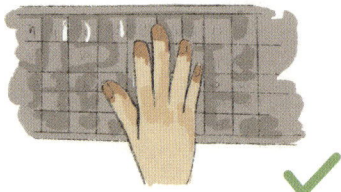

鼠标手最青睐电脑一族，敲打键盘，拖动鼠标，姿势不正确，长此以往就会形成鼠标手。想要摆脱鼠标手也不是一时之功，应注意生活细节。养成好习惯才能赶走鼠标手。

首先，保持良好的操作姿态是避免相关损伤的最佳方法。键盘应放置在身体正前方位置，避免斜摆在一边。保持与肘持平的高度，可以预防腕管受到过度牵拉。就选择鼠标而言，最好选用弧度较大、接触面较宽、有助于受力分散的鼠标。

其次，手腕尽可能以平放姿势操作键盘，既不弯曲又不下垂；打字时要正对着键盘，否则容易引起手腕过度紧绷。肘部工作角度应大于90度，以避免肘内正中神经受压。前臂和肘部应尽量贴近身体，并尽可能放松，以免使用鼠标时身体向前倾。

再次，保持良好的姿势和习惯。坐正之后，双眼应与屏幕处于同一水平线上，确保显示屏的亮度适中。操作鼠标30分钟，即应该休息片刻。工作期间经常伸展和放松双手，可缓慢弯曲手腕，每小时反复做10秒钟；也可每小时持续做10秒钟的握拳活动。

此外，使用快捷键等小技巧，左右手替换着使用鼠标，选择灵活轻快的鼠标，笔记本和台式机换着用等也是预防鼠标手的权宜之计。

手术治疗："解放"鼠标手

前文已经说到，腕管综合征是正中神经受压迫所致，那么，治疗鼠标手首先必须解除压迫，彻底"解放"正中神经。真正的"解放"还需要手术刀来解决。

如果患者症状较轻，也可予以保守治疗，疏通正中神经通路。例如出现症状后建议停止腕关节活动1~2周，予以局部理疗，按摩，针灸合谷、养老、外关、阳溪等穴位，并口服消炎镇痛药物，疼痛明显者可用石膏固定腕关节功能部位。

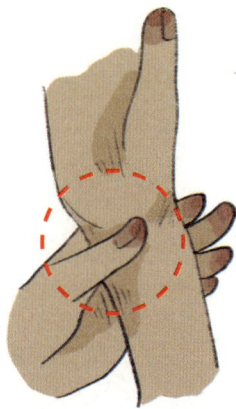

工作之余按摩腕关节，将健侧拇指指腹按在患腕掌侧，其余四指放于背侧，适当对合用力按摩以舒筋活络，每日上下午各 1 次，每次 10 分钟；也可用指腹揉捏患肢内关、大陵、养老等穴位，以舒经通络、活血止痛，揉捏力度勿过重，以感觉酸胀为宜，每日 3 次，每次 5 分钟。

对症状严重、保守治疗两个月无效者应及早手术治疗。通常的手术方式是腕横韧带切开腕管减压术。术后短臂石膏固定手于伸腕位 7~9 天，以免屈肌腱疝出，然后去掉石膏开始主动活动。

近年来，微创手术受到越来越多人的认可，超声引导下精准定位，采用小针刀闭合松解术。另外，关节镜腕管切开减压术也是一种微创治疗鼠标手的方法，具有创伤小、恢复快、住院时间短等特点。

弹响指

"弹响指"，顾名思义，就是手指弹响症，又称"扳机指"和"拇指族后遗症"，医学上叫作指屈肌腱狭窄性腱鞘炎，多发生在拇指，其余手指也可能出现。

"弹响指"是生活中的一大常见病，好发于家庭妇女、纺织工人经常用力、手指操作的工种以及伏案工作的上班族等人群。其中女性多于男性，中老年发病率较高。

听，关节的弹响声

弹响指的响声缘何而来？这得从关节的响声说起。

在日常生活中，很多关节都能发出一定的响声，对于这些响声，我们应该不会感到陌生。那么，关节响声是从何而来的？是不是有响声就代表着关节存在疾病？

关节的响声，一般分为两类：一类是生理性的，另一类是病理性的。生理性弹响即关节响声是正常存在的；病理性弹响即说明有响声的关节是不正常的，应该看看是哪里出现问题了。

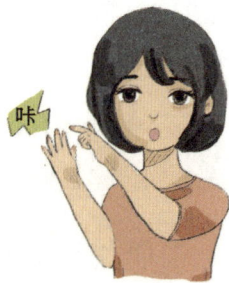

生理性弹响

关节偶然发生的单一响声，常常源于人体突然做较快或者不太自然的动作。比如，一起玩闹时突然被别人从背后猛拉上臂，导致低头、弯腰时

83

出现响声。因为用力较猛，速度较快，肩关节活动范围又大，使得关节面来不及充分契合，一侧关节面摩擦到另一侧关节面边缘较粗糙的骨质而发出了响声。

另一种为扳伸手指发出的响声，很多人会习惯性地弹响手指。由于手指的特殊构造，当手指过分弯曲或者由屈迅速伸直时，肌腱受到牵拉就会发出响声。当然，经常扳伸手指是不良习惯，不应效仿。

病理性弹响

与生理性弹响不同，病理性弹响主要是关节囊较松引起的。

如当髋关节弯曲时，股骨头经常会滑过髋臼上缘而产生弹响。因此，先天畸形、后天外伤、炎症等多种原因导致的髋关节囊松弛者，均可出现髋关节弹响。

膝弹响的原因较多，如关节中出现碎骨片、半月板损伤、先天性骨关节畸形等均会出现弹响。膝弹响的另一特点是走路时可能发生"打软"或者被"卡住"，有时还伴有疼痛。

肩弹响的原因，一种为肩关节囊松弛导致肩关节脱位或者半脱位；另一种是关节处软组织变性，活动时滑过骨突而产生的弹响。

指弹响多见于手工劳动者、打字员、长期使用电脑的都市白领、家庭主妇。症状表现为手指弯曲后不能伸直，用另一手扳直该手指时发生弹响。

弹响，"拇指族"的困扰

智能化时代的来临，电子产品的兴盛，特别是功能越来越强大的手机，已经成为我们生活中不可缺少的物品之一。人们纷纷加入"拇指族"的行列，用手机聊微信、玩游戏、刷微博、看电子书……这一切只需拇指轻轻一触即能完成。结果，手指因为长时间玩手机逐渐发展为弹响指。

手部劳损，以肌腱和腱鞘的病变较为多见。经常有患者来就医时说，这手指不知道怎么回事，伸也伸不直，用另一只手帮助用力一扳，"咔嗒"一声伸直了，可又弯不回来了，还很疼。这就是腱鞘炎。

腱鞘就是套在肌腱外面的滑膜管，是保护肌腱的滑液鞘。它分两层包绕着肌腱，两层之间有一空腔即滑液腔，里边有腱鞘滑液。腱鞘内层为滑膜，使肌腱来回移动时摩擦力变得极小；外层为纤维鞘，两侧附着在手指骨边缘，形成骨纤维管。

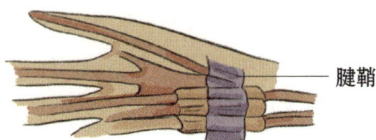

腱鞘

正常人的手指屈肌腱在手指指间关节和掌指关节处，都有纤维鞘明显增厚形成的韧带，被称为环状韧带，起加强固定的作用。

手指的屈伸活动频繁，损伤机会也多。长期的摩擦、慢性劳损或寒冷的刺激，都会使肌腱与腱鞘发生无菌性炎症反应。最后的结果是：一方面使肌腱水肿，增生肥厚，通过腱鞘困难；另一方面腱鞘水肿、增生使骨纤维管道变窄，进一步导致肌腱在腱鞘内活动困难，并产生疼痛症状。

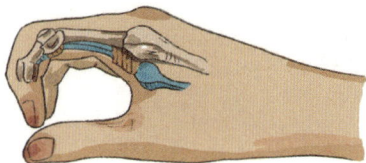

当变粗的肌腱通过狭窄的腱鞘管时，就会发出响声，有时会产生绞锁。因为屈肌腱力量比较强大，可以把变粗的肌腱拉过狭窄处，使手指屈曲；但伸肌力量比较弱，不能使屈曲的手指伸直。如果借助外力强迫使手指伸直，变粗的肌腱突然通过狭窄处，手指解锁，发出像扣动扳机似的弹响声，这就是弹响的来历，一般多见于手指肌腱的腱鞘炎。所以，根据这种响声，腱鞘炎又被称为"弹响指"或"扳机指"。

针刀松解快速去"响"

一般来说，对于病情较轻的患者，通过药物局部封闭、中药熏洗、手法按摩等治疗，弹响现象可以减缓。如果遇到病程较长、卡压严重且反复发作的患者，这些方法可能就不适用了。如何快速解救"弹响指"？方法就是：闭式针刀松解术。

所谓针刀，是一种特制的器械，外形像针，顶端有刃，直径不到1毫米，操作时没有切口，不用缝合，还不出血。针刀松解术是一种微创技术，在门诊2分钟即可完成。

十指连心，手指的疼痛会让人无法承受。为了减缓治疗时的疼痛，一般在松解前都要打麻药，然后用针刀刺入皮肤，将肥厚、狭窄的腱鞘松解开。针刀拔出后，如果松解进行得十分彻底，当时患者就可以屈伸手指，活动自如。

一听到针刀松解，很多人都会心生恐惧，当了解清楚整个操作过程以后，恐惧也就消失了。其实，完全不用紧张，针刀松解可以很好地解除卡压之苦，是一种损伤小、见效快的治疗方法。

腱鞘囊肿

　　记得小时候，邻居手背上长了个包，酸胀，稍疼痛，不知道怎么回事。当时村里有经验的老人，就拿来一枚五分钱的硬币压在他手背的包上，然后再找来手帕系在硬币上，说这样压几天包包就会不见。当时觉得这个方法十分蹊跷，后来学医才知道，原来邻居手背上长的包是腱鞘囊肿，并且压个硬币也是有一定道理的。

手腕部的"包包"有蹊跷

　　小黄姑娘是个勤快人，从农村来到北京打工，从事家政服务的工作，可不知道从什么时候开始，右手腕背部长出一个小包，因为不痛，她也没有在意。现在这个包长大了，当手用力干活时会出现酸胀、疼痛的感觉。于是，小黄姑娘只好到医院就诊。医生检查后，告诉她"这是腱鞘囊肿"。随后，医生在隆起的包包处用力一挤，包包竟然不见了。小黄姑娘直夸北京医生高明。

　　可过了两个月，原来长包的地方，又冒出来一个比原来还要大的包。这次到医院就不那么简单了，只见医生用粗针头从包包里抽出一些黏稠胶冻样的东西，又向里面打进了一些白色药水，然后用弹力绷带紧紧包扎，并告诉小黄姑娘：以后干活要量力而为，不要太用力，最好不要让手腕受累。

　　小黄姑娘纳闷儿，我就凭着这双手吃饭，怎么能不卖力？这到底是怎么产生的？还会长出来吗？

根据小黄的就诊经历，可以看出腱鞘囊肿可以用手挤破，也可以抽吸后注入药物抑制其生长，并且此病特别容易复发。下面就给大家详细介绍一下腱鞘囊肿。

首先，先了解一下腱鞘的结构。

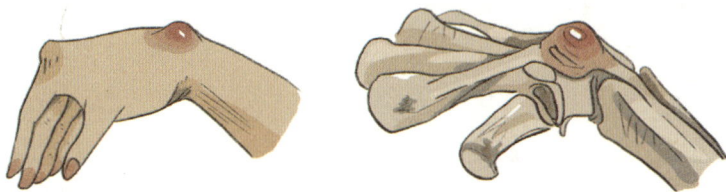

腱鞘是包绕在人体肌腱表面的一层膜状组织，就像宝剑的剑鞘一样。这个鞘是密闭的，多位于人体活动范围较大的关节处。鞘里面有少量滑液，可减少肌腱在运动时的摩擦。

由于长期的劳损、摩擦，肌腱在鞘内活动的时候，腱鞘内的滑液增多，滑液压力增大，在长期的压力下，腱鞘内部的滑液会从某个薄弱的部位连同内层一起鼓出来，形成一个突出于腱鞘表面的包，这就是腱鞘囊肿。

保守治疗，减少劳损

腱鞘囊肿患者多为青壮年，且女性较为多见。它是关节囊周围结缔组织退变所致，多发于腕部和足背部。囊肿生长缓慢，一般呈圆形，直径一般不超过2厘米。腱鞘囊肿里边是一些胶冻样黏液物质，对人体影响不大。除局部出现肿物，多数没有症状，个别人会感觉疼痛，偶有轻度压痛，囊肿过大则会影响关节活动。少数囊肿会自行消退，多数囊肿会持续存在并且慢慢长大。

对于手感柔软、囊壁薄的腱鞘囊肿，可以将囊肿周围的皮肤绷紧，阻止囊肿滑动，然后用拇指用力向某一个方向挤压囊肿，即可将囊壁挤破，让囊液从囊腔中流出，囊肿也就随之消失。前文提到的用硬币压的道理即在此，如果挤破后再用硬币加压，这样既可以防止滑液再次生成，又能够使挤破的囊壁黏在一起，防止再次形成空腔，重现"包包"。小黄姑娘在第二次就诊时，医生是用粗针抽吸后再注入激素（泼尼松龙）和局部麻醉药物，然后加压包扎。这两种方法较为简单，但不能根除腱鞘囊肿，容易复发。

腱鞘囊肿如果反复发作，就会影响生活和工作，通过手术切除腱鞘囊肿最为见效，但也不能保证百分之百不复发。要想完全切除，须将囊肿周围的腱鞘充分剥离，但剥离得过于充分，也可能损伤腱鞘，所以为了保证腱鞘的正常功能，手术过程必须保守，因此，腱鞘囊肿手术后还可能会复发。

腱鞘囊肿多是劳损所致，所以在工作和生活中应注意以下几点。

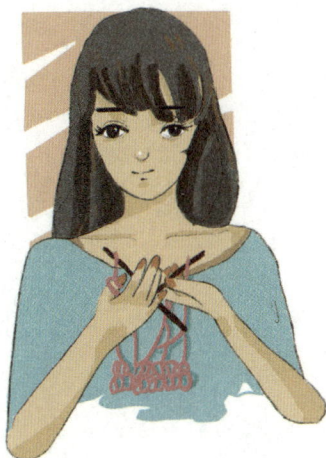

工作中：连续工作时间不要太长，并且工作结束后要揉搓手指和手腕，再用热水泡手；冬天洗衣服时，最好用温水；冬天要及时戴手套，为双手加层保护。

生活中：在进行洗衣、做饭、编织毛衣、打扫卫生等家务劳动时，应注意保持手指、手腕的正确姿势；腱鞘囊肿患者不要过度弯曲或背伸手腕，提拿物品不要过重。

第五章
健康之行，始于足下

人的双足所能承受的正常重量约为体重的120%。体重超标可能导致足部承重过度，从而导致足底筋膜炎和脚跟疼痛，也会加重锤状趾和拇囊炎。

路始于足下，行走始于足下，美始于足下……健康，也请从足部开始。

和足弓有关的病痛

足部有一个重要的结构叫足弓。人从出生爬行到学会走路，都是双足在起作用。脚之所以有这么大的力量，能撑起庞大的身躯，都是因为足弓这一特殊结构的存在。

足骨有两个弓，前后有一个弓，内外也有一个弓，医学上称为纵弓和横弓，两个弓形构建起足部的弹性结构。

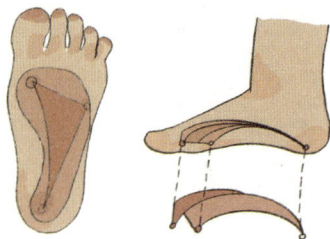

在行走时，足弓可以将重力从踝关节经距骨向前分散到跖骨小头，向后传向跟骨，以保证直立时足底支撑的稳固性。同时，人在行走时，足弓的弹性起着向前推进和缓冲震荡的重要作用。

同时，足弓还有保持足底的血管和神经免受压迫等作用。在跑步或跳跃过程中，足弓弹性起着重要的缓冲作用，可以保护足部以上关节，防止内脏损伤。

足弓的完整性不在于它的高低，而在于身体的重力线是否正确落在第1、2趾之间，同时在于骨骼、肌肉及韧带是否能保持一定的平衡。这些条件遭到破坏，可能会引起平足症。平足症的产生并不取决于受力的剧烈程度，而源于长久受力劳损。运动员虽然经常跑跳，但很少患有平足症；而如果一个人久站不动，反而更容易引发平足症。

足弓自测：判断你的足弓类型

如何判断自己的足弓类型？方法十分简便。

将脚底沾上水，双脚直立在白纸上或者在平整的地板上走几步，之后查看水迹留下的脚印形状。

如果脚掌水印出现全掌形状，那基本就可以判断为平足；

如果脚掌水印显示脚掌前后（即脚掌前部与脚跟部）是"断开或者基本断开"的，或者只有脚掌外沿有"很窄"的一条水印连接，那么基本可以判断为高弓足；

如果脚掌水印显示为脚掌的外沿及脚掌前、后部都是"连接"的，并且有一定的宽度（是脚掌横向最宽处的 1/2~1/3 长），则是正常的足弓。

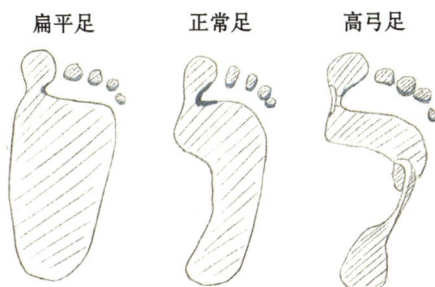

扁平足　　　正常足　　　高弓足

病症 1　扁平足需警惕

记得我上大学时，两位同宿舍的兄弟一起打篮球，两人运动量基本相同。打完球后，其中一人开始"脚痛"，因为他脚底板的内侧很平，很明显就是扁平足。

绝大多数扁平足患者无明显不适，少数患者在站立或行走后会出现足部疲劳和疼痛。由于扁平足较为常见，且症状并不明显，易被大众所忽略。临床上常将平足症分为两大类：先天性平足症与获得性平足症。

儿童先天性扁平足

先天性扁平足患儿常在出生后或在快速生长期、负重活动增加时会出现明显症状和畸形。

如果扁平足程度较轻，或未出现明显的临床症状，可进行功能锻炼，而无须特殊治疗。

对于学龄前儿童，不应该限制他们玩耍；上学后要加强体育锻炼，促进生长发育。

到青春期，尤其是体重明显增加的孩子，可每天做足部肌肉锻炼，如用足跟、足尖、足的外缘走路，或练习跳绳、橡皮筋，踮起足尖做体操，练习舞蹈等。

平时走路时，应纠正走八字步的习惯。

青少年活动时，要尽量穿软底鞋或运动鞋，避免束缚足弓的正常发育。平时穿鞋要大小合适，最好穿带有后跟的鞋，女孩子最好不要穿高跟鞋。

如果已患有较明显的扁平足或出现临床症状，可在医生的指导下用特制的鞋垫或穿特制的矫正鞋进行矫正。年龄超过 15 岁的，还可以每天进行脚趾拣黄豆和踩圆木、踢毽子等运动。如果平足症患者经过非手术治疗不能缓解症状，则需进行手术治疗。

🦴 成人获得性平足症

成人获得性平足症是一种成人继发性扁平足。引起继发性扁平足的原因有关节退变、创伤、糖尿病、类风湿关节炎、肿瘤和胫后肌腱功能不全等。一般多发于有急性踝部创伤史的青壮年运动爱好者及长时间从事站立工作的中年女性。患者会出现内侧足弓低平、内踝下后方和外踝前方的疼痛、足跟外翻、行走困难等症状。

早期症状较轻时，可进行保守治疗，包括休息、理疗、药物、穿矫正鞋等，防止畸形与症状进一步加重。

病变中期，如畸形与症状明显加重，则需要进行石膏或支具固定。如保守治疗效果不佳，则要采取手术治疗，手术方式需在进行足部具体情况评估后决定。

病变晚期，足弓完全塌陷，无弹性，骨与关节变形，明显强直，疼痛严重，并出现骨性关节炎，此时须进行手术治疗，以缓解疼痛、恢复肢体功能。

手术矫正扁平足有肌腱移位、韧带紧缩等软组织手术，也有跗间关节融合、三关节固定和跗骨截骨等骨性手术。治疗前通常依据 X 线片测量，确定足纵弓下降的部位后，再确定具体的手术方法。

病症 2　难看的高弓足

国际篮球巨星姚明是我们中国人的骄傲，在美国职业篮球联赛（NBA）和国家队双重比赛高强度压力下，姚明的脚伤曾经带给他很大的伤痛。从医学上讲，姚明身高、体重的特征及其典型的高弓足，是他在运动场上频频受伤的主要原因。

高弓足是儿童颇为常见的足部畸形，多为神经 - 肌肉性疾病引起的前足固定性跖屈（足尖下垂，足背向前屈曲，远离踝关节），迫使足纵弓增高。偶见原因不明者，可称为特发性高弓足。

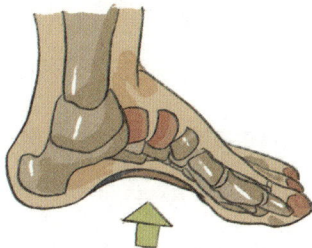

高弓足畸形容易造成足内翻、足外翻和马蹄足。由于高弓足受力面积小，压力大，所以很容易受伤。其足弓内外侧有明显的足形拱高情形，步态上容易有"外八"及脚趾后缩的情况发生。行走时因足跟骨向内翻转，会引起肌腱拉力的不平衡及重心前倾现象。

高弓足者经常会有不正常的外旋动作，致使足底压力分别集中于脚后跟与前脚掌，出现长茧现象。在走路、站立及跑步时，因肌腱过短、拉力不平衡会引起内纵足弓筋膜疼痛，足踝也较容易扭伤，还会对足部结构造成不良影响，甚至造成脚背骨过高，不易购买到合脚的鞋子。

此外，高弓足也容易产生颈肩酸痛、驼背、脊椎侧弯、足底筋膜炎、膝关节疲劳和疼痛等症状。

早期轻型高弓足可在鞋内使用专门针对高弓足的鞋垫以减轻走路时后足的内翻倾向。但是，这些措施只能减轻症状，既不能矫正高弓足畸形，也不能防止畸形加重。

当高弓足已妨碍负重行走、穿鞋或疼痛加重时，则应手术治疗。手术方法可分为软组织松解和骨性手术。一般会根据患者的年龄、畸形类型及严重程度、原发性疾病所处的状态等因素来选择具体的手术方法。

重要的脚后跟

脚后跟位于人体的最低部位，承受着人体绝大部分的重量。它就像高楼大厦的基石，只有它稳定无恙，人才会走得轻松、稳当。脚后跟内部结构复杂，容易出现各种疼痛症状。

辨证分型，足跟痛有很多种

跟痛症是足跟疼痛的总称，多发于40~60岁的中老年人。临床上足跟痛包括以下几种疾病：痹证性跟痛症、足底腱膜炎、跟骨下脂肪垫炎、肾虚性跟痛症、跟部滑囊炎等。下面是不同类型跟痛症的主要症状。

痹证性跟痛症　痹证性跟痛症是一种原因不十分明确的跟部疼痛性疾病，多发于青少年。跟部肿胀、疼痛，皮肤色红，皮肤温度稍高，跟骨部压痛，活动稍有跛行，跟部受力时疼痛加重。X线检查早期无异常表现，后期会出现跟部骨质增生征象。

足底腱膜炎　大多由于长期站立工作或长期从事奔跑、跳跃等运动，或属扁平足，以致足底腱膜长期处于紧张状态，在跟骨的附着处产生炎性渗出、水肿从而引起疼痛。

足底腱膜炎患者站立或行走时足跟或足心疼痛，足底有胀裂感，疼痛可沿跟骨内侧向前扩散至足底。早晨起床后或休息后开始行走时疼痛更明显，活动一段时间后疼痛反而减轻。

足底腱膜炎压痛点在跟骨负重点稍前方的足底腱膜处。X线片可见在足底腱膜跟骨附着处有钙化现象，其形状类似跟骨刺。

跟骨下脂肪垫炎

　　跟骨下脂肪垫位于跟骨与跟部皮肤之间。多有足跟部外伤史，如足跟被石子硌伤，引起跟骨下脂肪垫损伤，产生充血、水肿、增生肥厚性改变。

　　跟骨下脂肪垫炎患者站立或行走时足跟下方疼痛，压痛点在足跟负重区偏内侧，有时可触及皮下的脂肪纤维块，如可滑动的结节，压痛明显。X线片无异常表现。

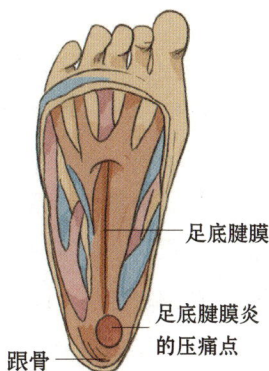

足底腱膜
足底腱膜炎的压痛点
跟骨

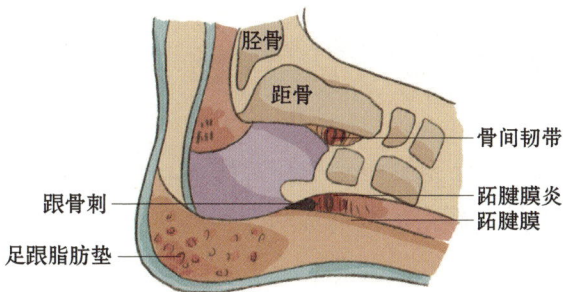

胫骨
距骨
骨间韧带
跖腱膜炎
跖腱膜
跟骨刺
足跟脂肪垫

肾虚性跟痛症

　　久病卧床，足跟部因不经常负重而发生退行性改变，皮肤变薄，跟下脂肪垫部分萎缩，骨骼发生脱钙变化，骨质疏松而致跟痛症。

　　肾虚性跟痛症患者行走、站立时感觉两腿酸软无力，两足跟部酸痛，行走时间越长，酸痛感越明显。X线片可见跟骨有骨质疏松、皮质变薄的表现。由此可见，足跟痛不一定是因为长骨刺，还可能是由骨质疏松导致的。

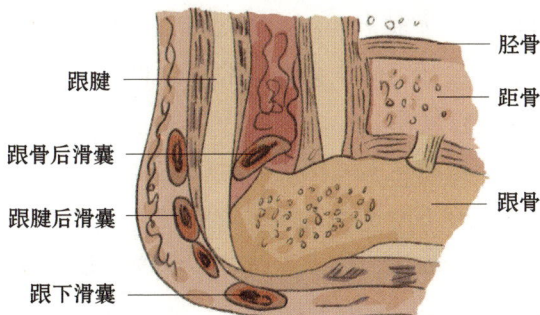

跟腱
胫骨
距骨
跟骨后滑囊
跟腱后滑囊
跟骨
跟下滑囊

跟部滑囊炎　　跟腱止点的前、后部和前下部，以及跟下脂肪垫与跟骨之间，各有滑囊存在。可分为跟后滑囊炎和跟下滑囊炎。

跟后滑囊炎表现为跟腱附着部位肿胀、压痛，走路时因鞋的摩擦疼痛加重，跟骨后上方有软骨样隆起，表面皮肤增厚，皮色略红、肿胀，触之有囊性弹性感，局部压痛明显。X线片多无异常发现，部分患者踝关节侧位片上可见后方的透亮三角区模糊或消失。

跟下滑囊炎表现为走路或站立时跟下疼痛明显，跟骨结节下方可有肿胀，局部压痛，按之有囊性感。

具体对待，足跟痛年龄跨度大

在日常生活中，穿拖鞋也会引起足跟痛，且多见于年轻女性。因为穿拖鞋只保护了足前部，足跟部却长期暴露在外，易受寒邪侵袭，出现疼痛。

中医认为足跟痛是骨痹的一种，肾气亏虚是该病发生的内在因素，外伤劳损或寒湿入络是其外因，中药外洗多能见效。此外，局部休息也很重要，同时要尽量避免患足足跟进行支撑动作及负重行走、站立过久等情况。

老人足跟痛

在骨科门诊中，老年人的足跟痛十分常见，仅次于颈肩腰腿痛。

足部是距离心脏最远的地方，因此血液的供应往往不太理想。如果足跟受伤，便很难恢复。人到老年以后，足部血管壁弹性降低、管径变小，供血更会受到影响。足部组织常会因日常活动而发生意外，如长途步行时就容易受伤，并且难以复原。

根据临床观察，有的老人是两足同时或先后发病，但大部分发生在单侧。一般在早晨起床刚下地走动时疼痛较重，走一会儿疼痛反而减轻，长途步行劳累后疼痛又会加重，如果走路时不慎踩在砖瓦块上，或下楼梯时足部着地用力过猛，都会引起剧烈疼痛。

老年人发生足跟痛后，首先应当找到发病原因。跟骨侧位或轴位 X 线片，可以检查出跟骨是否有肿瘤、结核等病变，还能显示跟骨有没有骨刺形成。

儿童足跟痛

老张的孙子正上小学，活泼好动，每节课课间都要和同学们去踢球，听说还参加了小学生足球队。前几天老张带着孙子来门诊看病，说小孩脚后跟痛，不能去踢球，就连上体育课都困难了。经检查，他的跟骨确实有按压痛，拍 X 线片显示跟骨骨骺硬化，边缘也不整齐。医生便嘱咐老张和孩子："以后不能再剧烈活动了，这是跟骨骨骺炎。"

跟骨骨骺炎，只发生在跟骨骨骺的出现到闭合期间，跟骨第二骨化点从 6~7 岁开始出现，13~14 岁后逐渐闭合，所以这种病多发于生长期的儿童。

孩子出现骨骺炎导致的足跟痛，不用过分担心，一般通过中药外洗，限制孩子的运动量，疼痛会逐渐缓解，到 14 岁以后骨骺闭合，疼痛症状就消失了。

中医良方可治疗，选鞋合脚很重要

足跟痛一般不需手术治疗。发生足跟痛时，首先要辨清属于哪种类型的足跟痛，找准病因，对症下药。

发生足跟痛时，应注意保暖，特别要注意足跟的保暖。应当及时穿着软质保暖的休闲鞋（旅游鞋），保持足部舒适，有利于减少足跟痛的发生。

对于久病卧床的人，为了避免足跟痛，可以每天按摩足底两三次。床的近足端可以放一块硬质踏板，平卧时每天多次用脚踩踏硬板，可以避免足部皮肤软化和脂肪纤维垫变薄。

对于肾虚引起的足跟痛，冬春季可服金匮肾气丸，夏秋季可内服六味地黄丸，外用活血通络药物。对脂肪纤维垫炎引起的足跟痛，可用局部物理治疗如蜡疗等，也可针刺承山、太溪、昆仑等穴位。

对于跟骨骨刺，可以采用局部封闭疗法，也可在鞋内放一块厚海绵垫，跟部中间挖空，以减轻因压迫产生的疼痛。也可采用冲击波治疗，冲击波治疗的目的是消除疼痛。

中医的推拿治疗主要用于缓解疼痛，可采用推拿、揉点、叩击足跟部；捏拿跟腱；点按悬钟、足三里、照海、太溪、丰隆等穴位；摇抖、跖屈背伸活动踝关节，还可以配合特制的醋膏外敷及采用中药浸泡。

另外，教给您一些防治足跟痛的具体办法，可通过自我疗法使疼痛得以缓解或消除。

🦶 热敷

最好是中药药浴。

中药方可选用：伸筋草、透骨草、桑枝、桂枝、荆芥、防风、乳香、没药、元胡、威灵仙、海桐皮等。

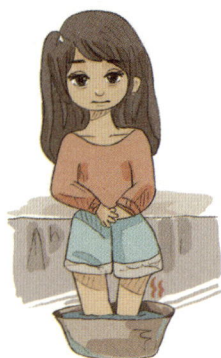

🦶 足底加垫

开窗法　在较厚的（海绵或毡子、塑料都可）鞋垫上与跟骨疼痛相应部位剪成一个空间，大小随疼痛范围而定。

垫高法　在足下痛点相应部位用棉花、毛毡等垫高鞋垫 0.5~1 厘米，对跟下滑囊炎有持续挤压按摩作用，促使局部炎症消散。

研磨法　脚踩圆形球（玻璃或钢铁、木制均可，直径 2~3 厘米），踩在跟下痛点（脱鞋踩）流动研磨，每天 2 次，每次 10 分钟。

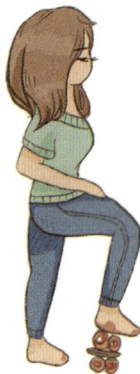

足跟痛治愈后如何保护和巩固疗效呢？

为了预防老人足跟痛，应注意日常起居，选穿宽松、合适的鞋子，鞋内加软垫。

长期坚持足部锻炼能增强肌肉、韧带的力量及弹性。

注意劳逸结合，不宜过久站立或行走。

每晚用温水泡脚，促进局部血液循环，以避免足跟痛的发生。

双脚处于身体的最下端，每天都承受着全身的重量，可谓不堪重负。人们行走、跑跳都依赖于双脚，只有善待它，它才不会出现各种疾病，让我们有能力和机会远足旅行，漫步人生。

为脚选双合适的鞋

选鞋时，须根据脚型、运动及场合而定，以免造成足部损伤。一般来说，应该注意以下几点。

避免穿高跟鞋。鞋跟过高，超过 7 厘米，前足负重就会增多，可达体重的 80% 以上，从而引起前足疼痛。合理的鞋跟高度是 2~4 厘米，这时前、后足负重各约 50%，足部感觉会比较舒适。

避免穿鞋底过薄或过硬的鞋。鞋底过硬或过薄时，地面的冲击力直接作用于足部，使足部易于疲劳、劳损。

如果定期测量足部尺寸，你会发现，足部尺寸会随年纪增加而发生变化。我们的左右脚一般一大一小，应选用适合较大足的鞋码。

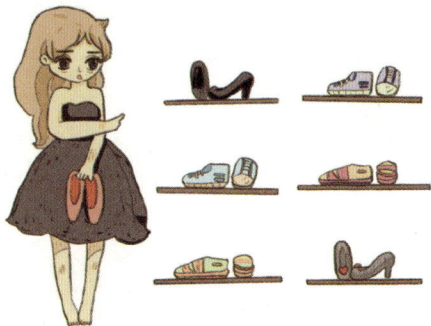

人在傍晚时，足部尺寸最大，建议此时去试鞋。应站立着试穿鞋，因为站立时足部会变长，最长的脚趾碰到鞋头时，足跟与鞋应该相距一横指的距离。

千万不要购买不合适的鞋子，不要预期鞋会被撑大。试穿时，要在鞋内做前后推动的动作，以确认是否合脚。同时，建议来回行走，以确认鞋子的舒适性。当鞋跟损坏或变形时，请勿继续穿着，以避免足部受伤。

鞋子会吸收人体的汗液，建议多备几双鞋轮换着穿。

第三节

拇外翻也是病

有的人会发现脚的内侧、大脚趾根部逐渐长出一个大包，开始没在意，可是它越长越大，有时候还又红又疼，时间长了发现大脚趾也跟着变歪了，既影响美观，又影响穿鞋和行走。这就是俗称的"脚骱拐"，也就是医学上常说的"拇外翻"。

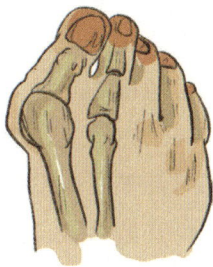

拇外翻是什么

拇外翻是常见的足部疾病，常在双脚对称出现，主要表现为脚部畸形和疼痛。

拇外翻的形成原因有先天因素和后天因素两种。一般而言，拇外翻主要是后天因素所致，如经常穿高跟鞋和尖头鞋、脚部过度负重、久行久站、外伤以及手术等。

据统计，拇外翻的发病率约为12%。中部地区较多见，沿海地区的发病率略低。

拇外翻患者中女性多于男性，患者往往大脚趾向外撇，大脚趾的跖趾关节常伴有轻度的半脱位，严重者大脚趾可以移位于第二、三脚趾的下面，将这两个脚趾顶起来，天长日久可形成锤状趾。此外，由于大脚趾的关节长期处在不正确的位置，使足部处于非正常的受力状态，这样不仅会加重疼痛，还会逐渐引发大脚趾关节的相关疾病。

很多患者长期遭受拇外翻的困扰，导致无履可适，给工作、生活带来诸多不便，有的患者甚至会产生强烈的自卑感。

拇外翻缘何青睐女性

生活中，常有女性抱怨脚趾变形疼痛，市面上卖的鞋都不能穿。拇外翻为何青睐女性？

首先，拇外翻有一定的遗传倾向，若母亲有拇外翻，则子女患拇外翻的概率会明显增大。另外，女性足部韧带较男性弱，在同等遗传条件下，女性更易发生拇外翻。而且，韧带的柔韧性会随年龄增长而减弱，这也是拇外翻多见于中老年女性的原因。至于年轻女性的拇外翻，则与她们穿的鞋密切相关。

研究发现，20世纪50年代，生活在东南沿海农村的女渔民很少穿鞋，那时几乎无人患有拇外翻。近几十年来，由于生活条件的改善，她们的后代均开始穿鞋，而且常穿高跟鞋、尖头皮鞋，拇外翻开始出现，且发病率逐渐与城市接近。

可以说，高跟鞋和尖头皮鞋就是现代版的"裹足"。它们将前足紧紧地包裹着，使脚趾处于病理状态，长此以往，拇外翻便会出现。

为了保持足部舒适与健康，青年女性朋友们应该尽量少穿尖头、高跟皮鞋，多穿软底宽松的休闲类鞋。

办公室白领穿鞋指南

高跟鞋备受青年女性的青睐，穿上它可以改变人的整体形象。然而，美则美矣，双足就备受摧残了。

一般来说，鞋后跟高度在5厘米以上的为高跟鞋，3厘米以上的为中跟鞋，3厘米以下的为平跟鞋。鞋跟不宜太高，而且应该因人而异，一般鞋跟在4厘米以下较为合适。

> 平日穿鞋应尽量选用前部较宽、没有高跟的鞋，尤其是在运动或须长距离行走的时候。
>
> 如果某些工作或场合必须穿高跟鞋，回家后应经常用热水泡足，缓解软组织痉挛。

上班最好不要穿鞋跟超过 4 厘米的高跟鞋。

在办公室最好准备一双舒适的平底鞋，与高跟鞋交替穿，以减轻局部疲劳。

回到家里，应立刻脱下高跟鞋，光脚走路，这是消除足部疲劳最简单的好方法。

最后，平时应该解放双脚，换上鞋跟低于 2 厘米的鞋，让双脚更舒适。

手术矫形，削足适履

"削足适履"是一个成语，用来比喻不顾实际生搬硬套。但是对于拇外翻患者来说，当你的脚趾头歪得连鞋都穿不上时，也只好通过手术削去一部分脚趾来适应鞋子了。

当然，不到万不得已不用进行手术矫形，那么拇外翻如何预防？可以保守治疗吗？

在疾病早期，可以针对拇外翻的成因，采取相应措施，穿鞋以舒适为宜，不应太紧、太小，鞋头不要太尖，以免拇趾挤压变形。

对于轻度的拇外翻，可以在第 1、2 趾之间放一个小棉垫，并注意穿着合适的鞋，或使用拇外翻矫正鞋或矫正带。

此外，患有拇囊炎的患者要经常用中药泡脚来促进血液循环，预防脚部发病。

但严格地讲，保守治疗只能延缓拇外翻等疾病的发展，最有效的还是手术治疗。目前，针对这种疾病的手术方法有 200 多种。近些年，中西医结合小切口的方法在治疗拇外翻及相关畸形上取得了显著的疗效。这种方法区别于传统手术方法，不做大切口及内固定，而是采用小切口消除骨赘，配合中医手法正骨、筋束骨及外固定理念，使拇外翻治疗更加简便有效。

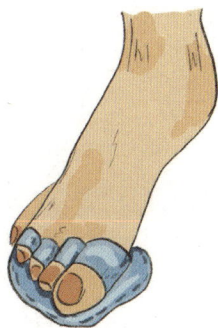

第六章
科学养生，
从骨开始

运动对骨骼的保养十分重要，在中医理论的基础上配合相关功能锻炼，可以强化我们的身体功能，预防骨骼疾病。

本章将为大家介绍一些简单、有效的养生保健操，这些运动基本不需要复杂的器械，在家即可完成。运动贵在坚持，希望大家活到老，练到老。

中医健骨养生观

中医历来注重疾病的预防，中医健骨养生观念的核心即在于"未病养骨"。

治未病的理念实则是一种整体观，是天人合一哲学观在医学领域的体现。而在现代医学中，"未病"可以理解为"临床前状态"或者通常所说的"亚健康""第三状态""灰色状态"等，即不健康但又未患疾病的状态。

然而，骨骼"未病"时几乎没有明显的症状，很可能在没有丝毫意识的情况下，骨骼就已经进入了这种状态。

未病养骨之不良习惯纠正

现代世界物资丰盈，生活节奏较快，人们在创造幸福生活的同时，往往会忽视身体的健康，例如不规律的饮食、恶劣的环境以及混乱的生活方式等都可能引起骨代谢问题，导致骨骼生理功能失常。

然而，现代社会崇尚结果重于过程，多数人都会忽略这些潜在因素，在病症还未表现出来时，从来不会考虑健康问题，即便是生病了，也只是"头疼医头，脚疼医脚"。虽然生、老、病、死是每个生命的必经之路，但是我们仍然可以尽力绕开"疾病"这个障碍，让它远离我们珍贵的生命。

于是，治未病在养骨上显得尤为重要。骨骼时刻都在进行着不可逆转的退化，我们只能在未病时注重预防，对其加以保养，尽量延缓老化的过程。面对已经遭受疾病侵扰的骨骼，只要保持良好的心态积极地进行治疗，并合理地进行康复锻炼，骨骼恢复健康指日可待。

骨骼支撑人的躯体，保护着内脏，人体的任何运动都是肌肉牵拉骨骼的运动，一旦我们赖以活动的骨骼出现问题，饮食起居各个方面都会受到影响，生活的质量便会急剧下降。"未病"骨骼较为常见的类型有青少年身材矮小或者异常肥胖等，中老年人走路缓慢、关节咔咔响、蹲下站不起、晨僵、身高变矮、驼背等，这些状况大多都是由不良生活习惯导致。

1 整天挂在嘴边的"郁闷"

医学上这样解释：精神受刺激、抑郁症患者，甚至亚健康人群免疫系统中的白细胞介素-6、压力激素等增加，而过多白细胞介素-6会刺激破骨细胞的活性，干扰白细胞介素-1和肿瘤因子的骨吸收作用。

2 人类恶行之懒惰

如果骨骼长期处于不活动状态，很多营养物质，诸如钙、锰等矿物质将难以被吸收。长此以往，骨质密度就会降低，骨小梁的数量也会减少，很可能造成骨质疏松。

3 饮食偏嗜

饮食单一，一日三餐都是谷物；进食过多草酸类蔬菜，如菠菜、青菜、芦笋等；摄入过多脂肪和蛋白质；特别偏爱咸食等，这都会抑制钙的吸收和利用，不利于骨骼的健康。

4 "一地烟灰的青春"

最新研究发现，吸烟十分伤骨。钙的代谢、骨的重建要受甲状旁腺激素、降钙素等的作用，而烟中的尼古丁、一氧化碳、焦油等会抑制内分泌激素的分泌，从而影响钙的代谢和骨的重建。

5 "何以解忧，唯有杜康"

医学上这样解释：体内太多乙醇会刺激破骨细胞的活性，加速骨的异化。大量乙醇分解会加速镁的排泄。肝细胞大量分解乙醇，会降低维生素D的加工与生成。乙醇对人体既有好处也有坏处，因此饮酒须适度。

6 咖啡与茶不可过量饮用

研究发现，哥伦比亚人、巴西人多有骨折，可能和大量饮用咖啡有关，喝咖啡会让钙质流失。浓茶中的氟可减少羟基磷灰石的形成，也影响骨钙化。

7 非饮料不足以解渴

表现为从来不喝白水，只愿意喝饮料。大多数罐装的甜饮料里都含有防腐磷酸等添加剂。在正常情况下，人体中磷和钙的浓度保持着动态平衡，磷多，钙就会减少。此外，碳酸饮料中的碳酸基会与体内的钙离子直接结合排出体外，加速钙流失。

未病养骨之智慧法则指点

中医养生讲究天人合一、阴阳平衡、顺应自然、调节正气等原则。养生是身心修行的基础，而养生的基础在于养护骨骼。骨骼平衡是身心和谐的根基所在，只有全身骨骼强健平稳，经络才会通透，气血循环才会更加顺畅。骨骼的平衡与体态、心态、饮食、作息、行动等息息相关，因此养骨须遵循下面这些智慧法则。

首先，顺应万物生长。唯有健康才无愧于自己的一生，而健康的关键在于顺应生、长、衰、亡的自然规律，全面掌控自己的身体，维持机体的稳定状态，提早预防疾病的到来。这就需要改善饮食结构，提高生活质量；还应顺应冷热寒凉的变化，合理调整作息，选择适合自己的养生方式；平时还应注意修身养性，保持身心健康。

其次，顺应四时运动之气。"流水不腐，户枢不蠹"，运动是宇宙万物的基本规律，是抗拒腐烂最有效的方法。运动可以增强人体肌肉的力量，改善骨关节的疲劳状态，美化我们的形体，还可以达到调整心态的目的。

再次，顺应"身、心、灵"合一之气。"身与形俱""病由心生"。养生不仅是保养生命，养骨也不单单是强筋健骨。人体的循环是一个有机整体，身体的强健与心灵的平衡相辅相成，情绪会影响人的生理健康。身体背部不同的反射区域的板结、隆起、僵硬等情况不仅反映我们身体的状况和病症，还会影响自身情绪和行为表现。因此，要想保持健康，必须进行身体和心理两方面的调整。

第二节

肩关节锻炼操

预防肩周炎之耸肩操

扫码看视频

　　假如你是长时间伏案工作的年轻白领，为避免肩背部肌群的过度劳损，应调节办公桌椅至合适高度，保持背部挺拔、肩部放松，最好每半小时起来放松一次，配合做耸肩操。

　　此耸肩操须背靠墙练习。

　　准备动作：脚后跟、小腿、臀部、腰背部、头部贴紧墙壁，双脚自然分开与肩同宽，双手叠放于下腹部，左手在上，全身尽量放松，腹式呼吸6次。

　　两手叉腰，拇指在前，全身放松，两肩尽力向上耸起，直至肩部靠近耳部，再缓缓放下，反复12次。配合耸肩时吸气，垂臂时呼气。

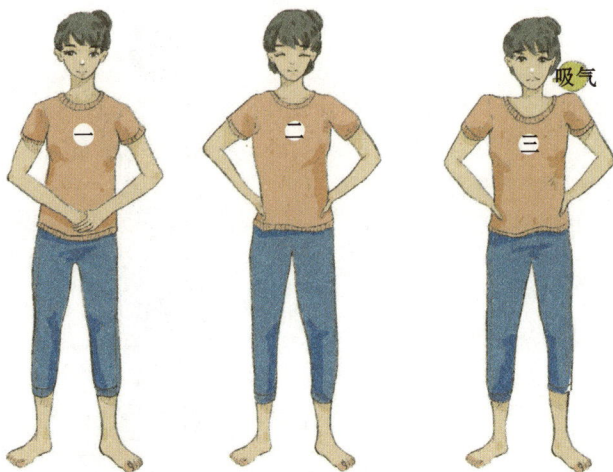

吸气

111

肩关节家庭康复锻炼操

肩关节家庭康复锻炼是简便易行、经济实惠的好办法，你可以根据自己的病情和身体状况将身边某些工具与锻炼巧妙地结合起来。

🖐️ 门框牵拉法

患者站立，患肢手握住门框，逐渐做到下蹲，用自己的身体重量来牵拉肩关节，反复数次，幅度由小到大。

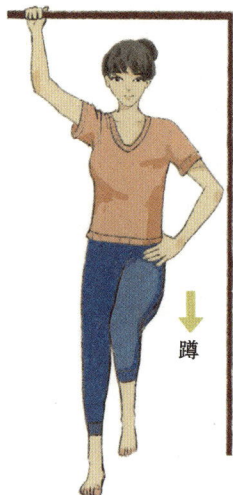

蹲

扫码看视频

🖐️ 擦背法

立正姿势，两脚分开与肩同宽。把一条长毛巾搭在健侧肩上，患肢反背于背后，双手抓紧毛巾的两端，健肢在胸前用力向前下方拉，然后患肢再拉回，反复拉动如擦背状，次数不限。

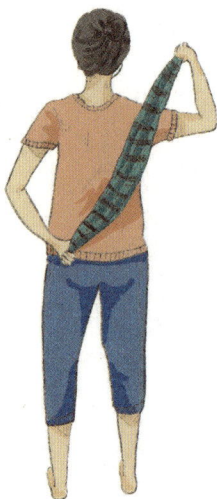

扫码看视频

🦴 拉绳法

把滑车固定在高门上或树杈上，绳子从滑车上穿过，双手抓紧绳子两端的拉手。健侧逐渐增加拉力，带动患肢活动，每日拉动 50~100 次，并逐渐增加次数。

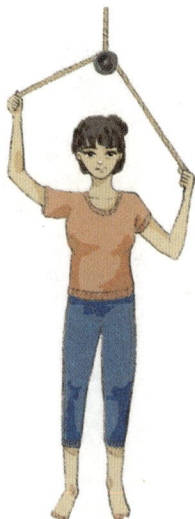

扫码看视频

🦴 蝎子爬墙

面对墙壁站立，患肢贴墙，尽力向上，抬至肩痛不能再抬处为止，然后以健手扶之，再向上抬稍许，以疼痛能忍受为度，在此处做一标记。

侧面站立，重复上述动作。

背对墙壁站立，重复上述动作。每天照此法练习，尽力上举抬至正常。

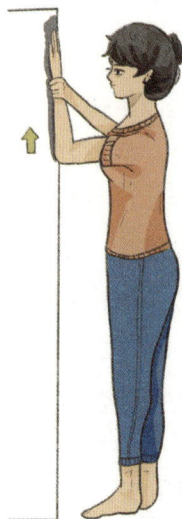

扫码看视频

肩关节功能运动体操

肩关节的功能锻炼有助于增强肩部肌肉力量，避免肌肉萎缩，恢复肩关节的屈伸、外展和旋转等功能。下面介绍一套肩关节功能运动体操。

摘星换斗

右足在前，左足在后成丁字步，两膝伸直，左手握拳，屈左肘，将左拳置于腰后，右手高举过头，掌背朝天，五指自然微屈，肘略屈，目视右掌心。然后，右手握拳置于腰后，左手高举过头，左右来回练习。

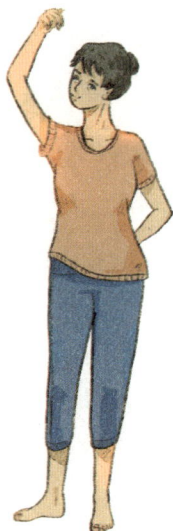

扫码看视频

幼鸟受食

两脚开立，距离与肩同宽，两臂下垂。屈肘上提，两掌与前臂相平，提至胸前与肩平，掌心向下；两掌用力下按，至两臂伸直为度。上提时肩部用力，下按时手掌用力，肩部尽量放松，动作宜慢，呼吸均匀自然。

作用：以上两种方法，能增强肩关节的活动能力。对肩部外伤及肩关节周围炎等引起的粘连、疼痛有防治作用。

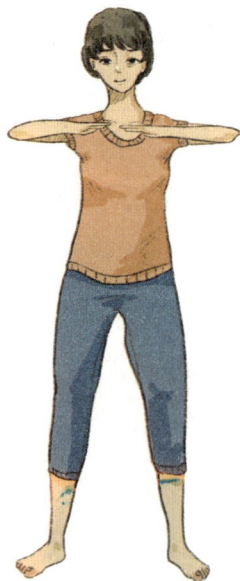

扫码看视频

双手托天

两脚开立，与肩同宽，两手放在腹

前，手指交叉，掌心向上。反掌上举，掌心朝天，同时抬头眼看手指，反复练习。初起可由健肢用力帮助患臂向上举起，高度逐渐增加，以患者不太疼痛为度。

作用：对恢复两臂及肩关节的功能，辅助治疗某些肩部陈伤疼痛有效。

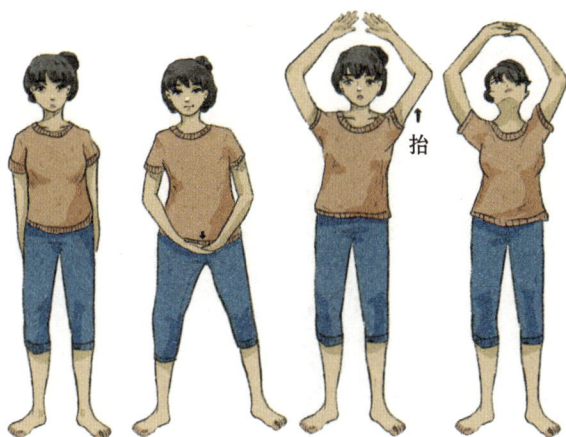

抬

扫码看视频

弯肱拔刀

两脚开立，两臂下垂。右臂屈肘向上提起，掌心向前，提过头顶，然后向右下落，抱住颈项；左臂同时屈肘，掌心向后，自背后上提，手背贴于腰后；右掌自头顶由前下垂，右臂垂直后再屈时，掌心向后，自背后上提于后腰部。左掌同时自背后下垂，左臂垂直后再屈肘由身前向上提起，掌心向外，提过头顶，左掌横于头顶上，掌心向上。右臂上托时吸气，左臂上托时呼气，头随手背上托过顶时，仰头向上看，足跟微提起。

扫码看视频

作用：恢复肩臂肌力，对肩背部软组织劳损、瘀血粘连引起的肩关节内、外旋功能障碍等有辅助治疗作用。

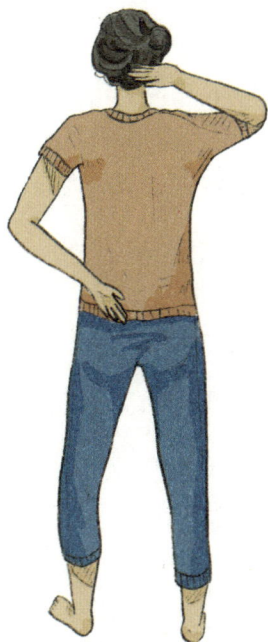

轮转辘轳

左手叉腰，右手下垂。右臂自下向前、向上，再向后摇一圈；右臂自下向后、向上，再向前摇一圈。可反复进行，用力要轻柔，臂部应放松。本方法亦可结合前后摆动或弯腰画圈锻炼。

作用： 可防治外伤后肩关节强直及肩关节周围炎的关节粘连。

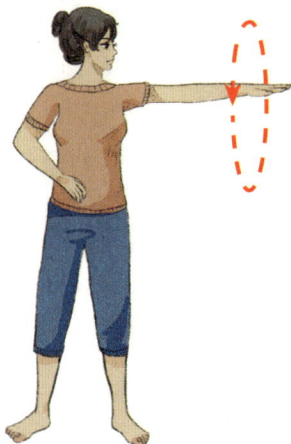

扫码看视频

体后拉肩

两脚开立，健侧之手在身体背后，握住患手；由健手牵拉患侧手，一拉一推；反复进行，必须将患侧关节拉动。

作用： 恢复肩关节的内旋功能。

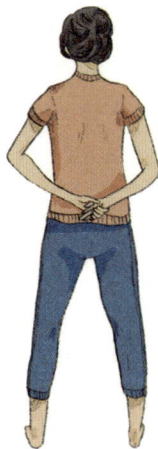

扫码看视频

第三节

下肢关节锻炼操

下肢关节的锻炼主要针对肌肉和韧带进行，特别是大腿前面的那块肌肉（股四头肌）肌力的训练。肌肉力量对关节的稳定性、活动度的控制很重要，肌肉强壮了也可以缓解骨骼疼痛的症状。下面就教大家几个在家就能完成的简单训练方法。

直腿抬高训练

在家平躺在床上，把下肢伸直，一条腿慢慢抬高 30~40 厘米，腿与床面成 30 度，维持在这个位置，坚持不住时缓慢放下，两腿交替进行，每组 10~20 次，每天最好坚持做 2~4 组。

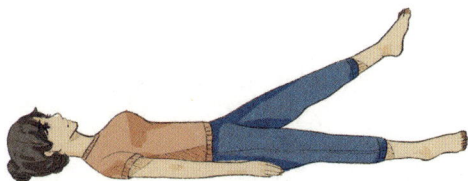

下肢坐位抬腿训练

扫码看视频

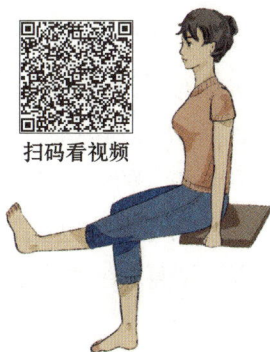

在家坐在床边或椅子上，膝关节自然屈曲，小腿下垂，然后小腿缓慢抬起使膝关节尽量伸直，向足背方向勾脚尖（踝关节背伸），大腿前方肌肉（股四头肌）收缩绷劲，保持 5 秒钟，缓慢放下，两腿

117

交替进行，每组 10~20 次，每天最好坚持做 2~4 组。

下肢负重抬高训练

动作同上，或坐或躺，在足背上放置一个 1 千克重的沙袋，每组 10~20 次，每天 2~4 组。如果每次抬腿可坚持 1 分钟，以后训练时可以逐渐增加重量。

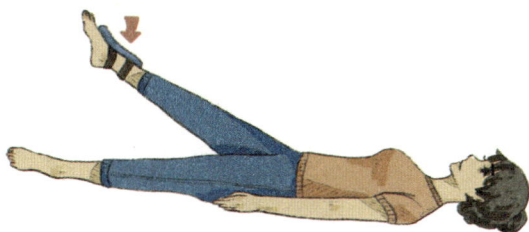

扫码看视频

肌肉的练习要循序渐进，动作要缓慢。如果练习后出现大腿前侧酸痛，经一夜休息后第二天能缓解，属于正常现象。

如果连续几天大腿前侧酸痛没有缓解，那就可能是练习过度了，需要休息，必要时还要去医院就诊。

总之，要根据自己的情况决定训练时间和强度。

下肢卧位功能锻炼操

下肢功能锻炼应以主动运动为主、被动运动为辅，动作要协调，循序渐进，由小到大、由少到多，逐步增加。

卧位锻炼十分稳妥有效，运动时应注意循序渐进，每种动作每天 50 次起步，以后要逐渐增加到 1000 次以上。在关节磨合的应力作用下，这些运动可以促进软骨的再生修复，恢复血液循环及供应。

扫码看视频

蹬空屈伸法：患者仰卧

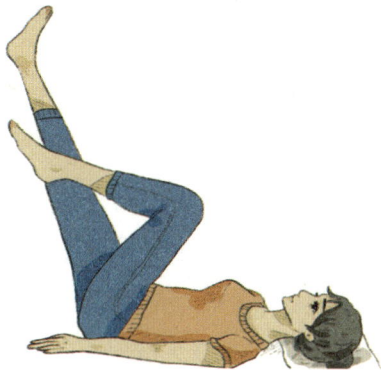

位，双手放在身体侧，双下肢交替屈髋屈膝，使小腿悬于空中，像蹬自行车行驶一样运动 5~10 分钟，以屈曲髋关节为主，幅度、次数逐渐增加。

双手抱膝法：患者仰卧位，伤肢屈髋屈膝，双手叉指合掌抱住小腿上方，反复屈肘向上拉与主动髋关节运动相结合，加大屈髋力量及幅度，持续活动 3~5 分钟，次数、幅度逐渐增加。

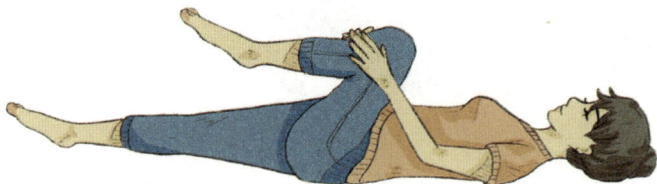

屈髋分合法：患者仰卧位，足不离床面，尽量屈膝屈髋，双手放在身侧。用双足跟交替为轴，旋转外移至最大限度立稳，然后以双足为轴心，双膝做内收、外展、内旋、外旋活动 5~10 分钟，以外展为主，幅度逐渐增加。

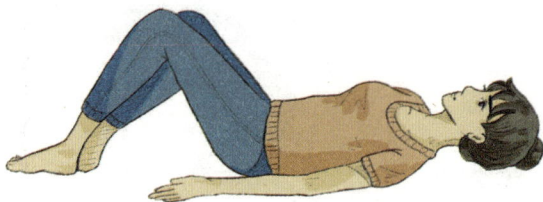

扫码看视频

患肢摆动法：患者仰卧位，双下肢伸直，双手放在身体两侧，患肢直腿抬高到一定限度，做内收、外展活动 5~10 分钟。

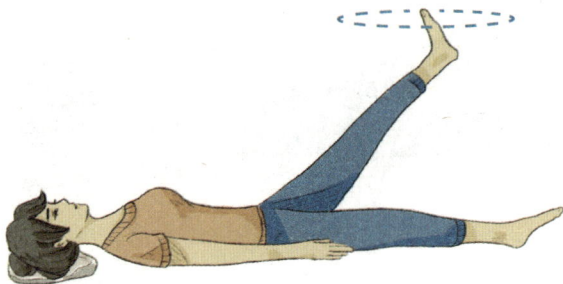

扫码看视频

内外旋转法：患者仰卧位，双下肢伸直，双足分开，与肩等宽，双手放在身体两侧，以双足跟为轴心，双足尖及下肢作内旋、外旋活动 5~10 分钟，以功能受限严重一侧为主。

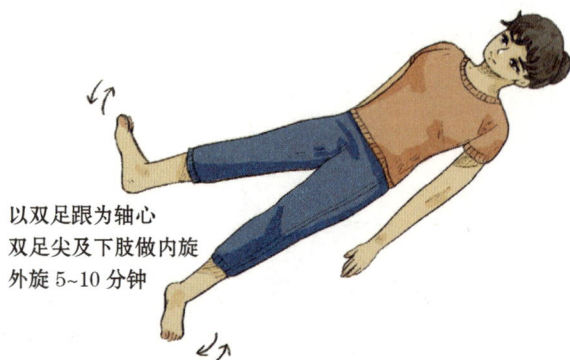

以双足跟为轴心
双足尖及下肢做内旋
外旋 5~10 分钟

扫码看视频

屈膝开合法：患者仰卧位，双膝与肩等宽，下肢伸直，然后屈膝 90 度，以双膝前部作轴心，做小腿内收、外展活动 5~10 分钟，以髋关节功能受限严重一侧为主，幅度、次数逐渐增加。

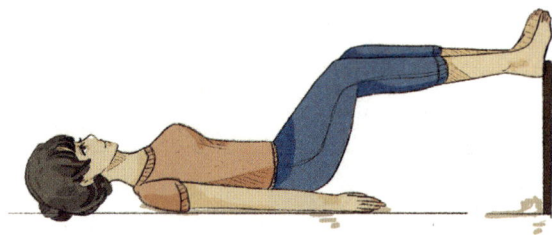

扫码看视频

下肢后伸法：患者俯卧位，双下肢伸直，双手放在身体两侧，患肢后伸活动 5~10 分钟，幅度、次数逐渐增加。

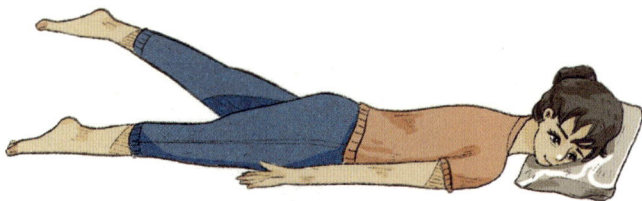

扫码看视频

第四节

足部锻炼小动作

足弓拉伸法

平躺在床上，抬起并伸直腿，用一条毛巾把足前部裹起来，然后双手拉动毛巾，拉伸大脚趾根部球状关节和脚踝，直到膝盖伸直，足部慢慢指向鼻子。这种方法可以有效拉伸足跟筋膜。

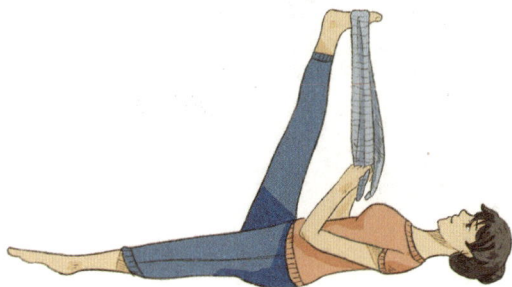

扫码看视频

脚底蹬踏动作

平躺在床上，双脚伸直，模拟蹬自行车的动作，这个动作能增强跖腱膜的张力，加强其抗劳损的能力，减轻局部炎症。

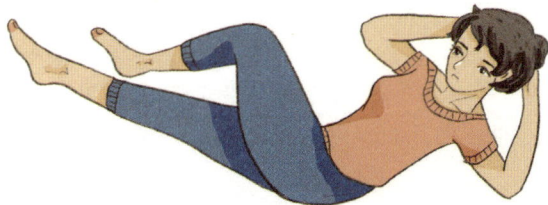

脚趾夹物法

这一动作专门拉伸处于足底筋膜下的肌肉组织群，只要简单地把脚趾弯曲，做出宛如要夹住一支铅笔的姿势即可。

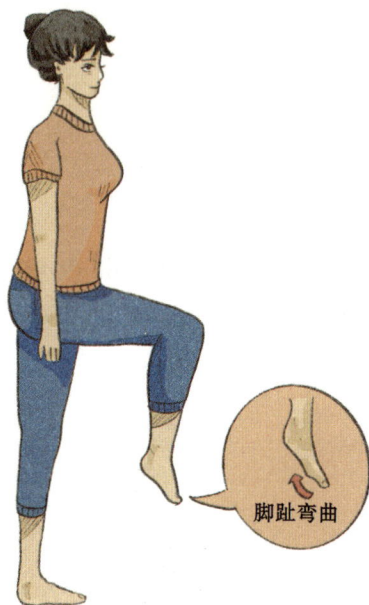

脚趾弯曲

扫码看视频

写在后面的话

书稿结束之际，编辑让我再写一篇后记，补充一些想说但没来得及说的内容。思忖半晌，我决定先和大家谈谈这本书背后的故事，然后再和大家说说关于"医患关系"的话题。

背后的故事

每次出完门诊疲惫地回到办公室后，我总会简单回忆门诊所遇到的问题，比如，今天看到了哪些特殊的病例，解决了哪些病患的苦痛，又将重复了千万次的"废话"说了几遍……

当然，这些"废话"是必须说的，通过"问诊"交流必须了解，诊断治疗时也必须不断叮嘱。渐渐地，我发现我看病时说的很多话实在和时下的很多"心灵鸡汤"大同小异，于是，我想，何不把每天出诊所说的话变成文字，奉献给广大患者、读者，让他们在我的文字里寻求答案，找到患病的因由、治疗的良方、康复的妙法……

中医药服务百姓，健康科普知识走进家庭，是我们一直以来追求的目标。关于这一点，我已经通过各种形式做了许多"接地气"的工作，比如：中央电视台《夕阳红》、北京卫视《养生堂》、山东卫视《养生》、湖北卫视《饮食养生汇》、贵州卫视《医生开讲》等媒体做节目，为大家答疑解惑，宣传养骨的重要性；在《人民日报》《家庭中医药》《现代中医药》等报刊、杂志上发表文章，传播中医的相关理念；还参加了各种健康科普讲座，为大家讲述中医药方面的知识。

当然，作为一名医生，作为国家中医药管理局中医药文化科普巡讲团巡讲专家，这些都是我应尽的义务。我写的这本书，是医学科普读物。一方面我想通过文字和大家聊聊人体生理状态、病理变化；另一方面，我想站在医生的角度，谈谈自己看病诊病的心路历程。

病，需要治疗，但对于骨伤科疾病，预防比治疗还重要。良好的生活习惯、正确的工作姿势、舒适的自然环境……都有益于大家的骨骼健康。我希望，中医"治未病"的理念，应该渗透到老百姓的生活中。我的书，我一直从事的医生职业，都是为着这个愿望。

医患关系和谐的重要性

我要说的医患关系，当然不是指目前十分敏感的医患矛盾的社会现状。我是想借此机会，和大家谈一谈医生与患者在对抗病魔时的合作关系，因为疾病的痊愈，特别是骨伤科疾病的治愈，一定是医疗与康复锻炼良好配合的结果。

我一直习惯记录自己每一天的点滴感受，这是我在嘈杂的门诊、紧张的手术室之外享受片刻宁静的方式。每次做记录的时候，我总能想到我的导师，著名的骨科专家尚天裕教授。尚老不但传授我们严谨的科学态度、精湛的医疗技术，还向我们传授人文理念和哲学思想，其中"医患合作"的治疗理念就是他的一大发明。这种准则贯彻到骨折等疾病的治疗当中，既是疾病治疗史上的创新，更是人性化治疗的具体体现。尚老所创立的踝关节袜套悬吊复位法、腰椎压缩骨折背伸练功复位法都是遵循这一理念，调动患者的积极性，依靠肌肉动力来治疗骨折。

我至今仍记得尚老引用著名外国学者的一句话："骨头是树苗，它的根扎在软组织中，接骨者应该像园丁，而不是泥瓦匠、木匠和铁匠。"治疗骨折要顺乎自然，合乎生理，符合生物力学，适应骨组织生长功能。这也是尚老毕生所致力的中国接骨学的精髓所在。

每当回顾骨伤科发展的历史，我的思绪总会飘很远。亿万年自然选择，骨骼的形态与功能形成了完美统一，表现在构造及其力学性质上都充分适应其功能活动。而生命在于运动，运动是生命的体现，生命依靠运动来维持。达尔文在器官使用与否的效果中谈到，身体各部位的常用和不常用对各种器官影响很大。他分别把家鸭、野鸭的翅骨和足骨进行比较，家鸭的翅骨明显轻于野鸭，而其足骨却重于野鸭。人群调查也证实，运动员及芭蕾舞演员的下肢骨质强度和皮质厚度均大于一般人。

骨骼就像一件精美的作品，让最高超的工匠望尘莫及。达尔文把其归咎于自然选择的力量，每一被选择的性状，正如它们被选择的事实所指出，都是充分地受"自然"的锻炼。可见，锻炼之于骨骼生长的重要性。于是，在骨骼疾病的预防和治疗之中，患者配合医生进行适当的康复锻炼，不仅是顺应骨骼生长规律的需要，更是救治与康复相结合的医学理念逐渐走向体系化的基础。

中医骨伤学基础理论与临床研究需要数代人的共同坚持与努力，才能再创辉煌。作为尚天裕教授的学生，作为中医骨伤学的接班人，我责无旁贷当尽自己最大的力量，不停地研究、反思、实践，为医疗事业做贡献。

最后，我要特别感谢北京市科学技术委员会，正是因为他们的大力支持，这本书才能够顺利出版。

赵勇

2023 年 2 月